Robert Radke

Homöopathie für Schüler

Robert Radke

Homöopathie für Schüler

Geleitwort von Irma Fehr-Knüppel

Dietrich-Berndt-Institut

Für Anna Maria

Robert Radke: Homöopathie für Schüler
Dritte überarbeitete und erweiterte Auflage – Oktober 1993
ISBN 3-9803490-1-2   Dietrich-Berndt-Institut, Göttingen
Gestaltung und Satz: L'Art Studio, Oliver C. Radke
Herzberger Landstr. 91, 37085 Göttingen
Copyright © 1993 by Dietrich-Berndt-Institut, Göttingen
Printed in Germany

Geleitwort
(besonders für Eltern)

Es ist mir eine große Freude, für Roberts Buch einen einführenden Text schreiben zu dürfen. Als er mir zum ersten Mal sein Manuskript zeigte, war ich sofort begeistert von seiner Art Verständnis der Homöopathie. Durch seine Schilderungen hindurch spürte ich, wie vertraut und selbstverständlich ihm diese Heil- und Lebenstherapie ist. Sicher kommt ihm zugute, daß Robert eins von fünf Kindern einer homöopathischen Arztfamilie ist, und er deshalb von Kindheit an die Heilkraft der kleinen weißen Kügelchen an sich selbst erfahren konnte. Diesen »kinderleichten« Zugang zu der Homöopathie versuchen wir ja am liebsten allen sich uns anvertrauenden Menschen weiterzugeben, in der Praxis, in den Patientenseminaren, und doch wird es uns nicht so unmittelbar gelingen wie diesem vierzehnjährigen Jungen. Er findet mit seiner unkomplizierten frischen Sprache den direkten Weg zu seinen Altersgenossen. Die Beschreibungen der einzelnen Arzneien sind so praktisch und aus dem Leben gegriffen, daß es leicht fällt, sich in die Krankheit und die entsprechende Arznei einzufühlen.

Ich wünsche Roberts Buch, daß es all seinen Lesern, vor allem aber seinen Altersgenossen, Mitschülern und Freunden ein unentbehrlicher Ratgeber und Begleiter werden möge.

Arznei als Ratgeber und Begleiter, daß mag manchen von Ihnen, liebe Leser, merkwürdig vorkommen. Wir sind es heute gewöhnt, zu anderen, oft fragwürdigen Hilfen zu greifen, wobei wir uns dann meist in eine Abhängigkeit von dem jeweiligem Behandler *und* Medikament begeben. Das vor uns liegende Buch versucht uns wieder unabhängig zu machen und –soweit es die jeweilige Situation erlaubt– uns selbst zu helfen.

Und hier sehe ich den allergrößten Wert von Roberts Arbeit. Hier schreibt ein junger Mensch beispielhaft, wie Hilfe selbstständig gesucht wird und wo sie gefunden werden kann. Robert macht uns alle mit seinem Buch ein Stück selbstverantwortlicher.

Krankheiten, Unfälle und unsere Konstitution gehören zu unserem Lebensweg, sie sind oft unentbehrlich, um die Lernschritte unseres Lebens zu gehen. Durch die Homöopathie können wir diese Schritte in eine Richtung lenken, die für uns die Beste ist. Möge Roberts Buch allen seinen Benutzern hierbei eine Hilfe sein.

Für mich persönlich ist sein Buch Ermutigung und Trost im Praxisalltag, weil ich erleben darf, wie offen unsere Therapie gerade von jungen Menschen aufgenommen und umgesetzt wird.

Hameln, im Juli 1989   Irma Fehr-Knüppel
                                        Ärztin · Homöopathie

Vorwort zur 1. Auflage

Zuhause und besonders auf meinen Reisen mit dem Chor, mit der Klasse oder auch alleine habe ich immer wieder erfahren, wie hilfreich homöopathische Arzneien bei den verschiedenen Wehwehchen sein können. Ich erinnere mich, wie gut es war, wenn ich mir bei Heimweh, Reiseübelkeit oder Bauchschmerzen selbst helfen konnte und weiterhin helfen kann. Das gibt mir ein Gefühl der Sicherheit und steigert mein Selbstvertrauen. Deshalb habe ich mir vorgenommen, meine Erfahrungen im Umgang mit den homöopathischen Arzneien meinen Freunden weiter zu geben.

In der achten Klasse der Waldorfschule hat jeder Schüler Gelegenheit, sich mit einem selbst gewählten Thema ein Jahr lang auseinanderzusetzen. Das Ergebnis dieser Beschäftigung wird dann als »Jahresarbeit« der Schulgemeinschaft vorgestellt. So kam ich auf die Idee, ein kleines Buch über die Homöopathie und ihre Behandlungsweise zusammenzustellen.

Auf unserer letzten Familienreise hatte ich nochmals Gelegenheit, gemeinsam mit meiner Mutter, Frau Dr. med. Dagmar Radke, die selbst homöopathische Ärztin ist, die verschiedenen Arzneien zum Einsatz bei akuten Erkrankungen eingehender zu besprechen. Das gab mir die Möglichkeit, so viele Einzelheiten hier niederschreiben zu können, und dafür danke ich meiner Mutter sehr.

Auch möchte ich ganz besonders meinem Vater danken für seine Geduld und Hilfe bei der Durchsicht meiner Texte.

Ebenso danke ich meinem großen Bruder *Oliver*, meiner Freundin *Chantal* und meiner Großmutter für die Gespräche, Korrekturarbeit und technischen Hilfen, wodurch diese Arbeit überhaupt so ausführlich gestaltet werden konnte.

Robert Radke   Göttingen, im Sommer 1989

Vorwort zur 2. Auflage

Nur anderthalb Jahre hat es gedauert, bis die erste Auflage vergriffen war. Das hätte ich nicht zu träumen gewagt. Jetzt aber ist es doch wahr und zwingt zu der erfreulichen Notwendigkeit, eine zweite Auflage zu drucken. Dies tue ich gerne, kann ich doch dabei gleich einige Druckfehler verbessern und vor allem zwei neue Kapitel hinzufügen, von denen das eine nur für »Auserwählte«, das andere nur für Mädchen geschrieben ist.

All denjenigen, die mir auch jetzt mit wohlmeinender Kritik und wertvollen Anregungen geholfen haben, danke ich recht herzlich.

Robert Radke   Göttingen, im Frühjahr 1991

Vorwort zur 3. Auflage

Nach wiederum kaum zwei Jahren ist jetzt die dritte Auflage des »Robi-Buches« notwendig geworden. Damals, als die erste Auflage erschien, war ich in der achten Klasse. Inzwischen bereite ich mich auf das Abitur vor. Trotzdem war es für mich eine angenehme »Zusatzbelastung«, nach zweitausend verkauften Exemplaren das Buch für die dritte Auflage mit Hilfe meiner Mutter nochmals zu überarbeiten und zu ergänzen.

Ermutigt durch den großen Zuspruch, den das Buch unter meinen Freunden und den Patienten meiner Mutter bekam, hat dieses Buch nun auch eine ISBN-Nummer, so daß es jetzt in jeder Buchhandlung zu bekommen ist bzw. bestellt werden kann.

Ich hoffe, damit vielen weiteren Schülern (und natürlich auch Nicht-Schülern) die Homöopathie nahezubringen und ihnen zu helfen, sich selbst zu behandeln. Vielleicht wird mancher nebenbei noch ein Verständnis für die verborgenen Kräfte in der Natur entwickeln, von denen wir nur langsam zu ahnen beginnen.

Robert Radke   Göttingen, im Herbst 1993

Inhalt

Die Konstitution

Anhang

Erläuterungen
zur
Homöopathie

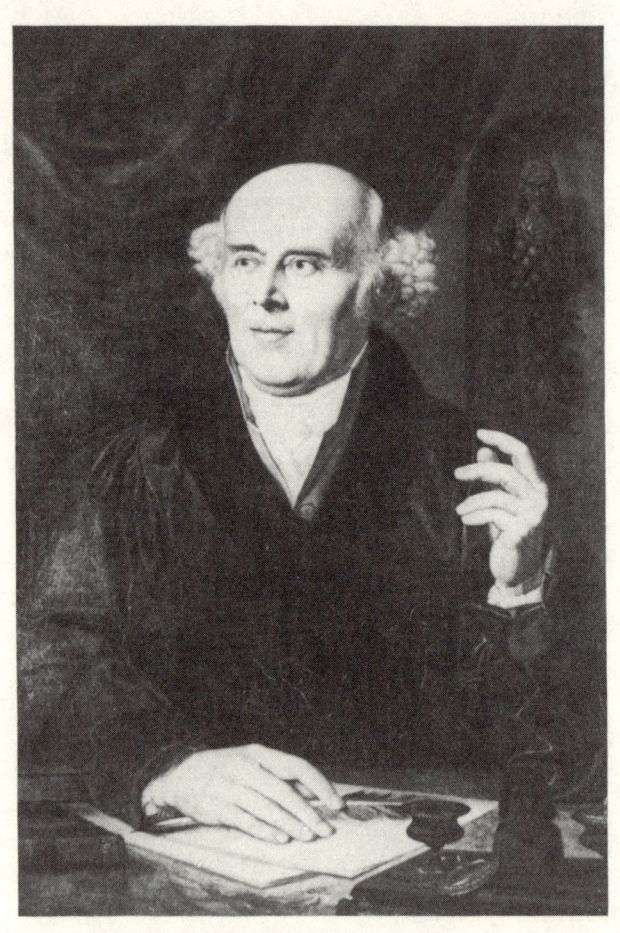

Dr. Samuel Hahnemann
10. 4. 1755 – 2. 6. 1843

Das Leben Hahnemanns

Christian Friedrich Samuel Hahnemann wurde am 10. April 1755 in Meißen geboren. Sein Vater war Porzellanmaler. Samuel war so klein und schwach, daß er noch am Tage seiner Geburt notgetauft werden sollte. Keiner ahnte damals, daß der kleine Samuel 88 Jahre alt werden sollte und daß er so reich an Wissen und an neuen Ideen für die Zukunft sein würde.

Mit zwölf Jahren besuchte er die Fürstenschule *Sankt Afra*, aus der viele bedeutende Menschen, wie beispielsweise *Gottfried Ephraim Lessing*, hervorgegangen sind. Wegen seines ungewöhnlichen Sprachtalents gab er seinen Mitschülern Nachhilfeunterricht in alten Sprachen. Die Schuljahre in Sankt Afra haben Hahnemanns Leben stark beeinflußt. Das wird schon dadurch deutlich, daß er den Wahlspruch dieser Schule, *»Aude sapere«* (Wage, weise zu sein), als Motto über sein Hauptwerk, das *»Organon der Heilkunst«*, setzte.

Nach seinem Abitur studierte Hahnemann Medizin in Leipzig, Wien und Hermannstadt. Dort in *Hermannstadt* gründete er auch seine erste Arztpraxis, zog aber bald um nach *Gommern* und schließlich nach *Dessau*. Dort befreundete er sich mit dem Besitzer der Marien-Apotheke, der ihm für seine chemische Ausbildung ein Labor zur Verfügung stellte.

In diesem Labor fand Hahnemann nicht nur Tiegel und Stoffe, die es zu vermischen und zersetzen galt, er begegnete auch der 17jährigen Apothekerstochter *Henriette Küchler*. Sie heirateten 1782, waren arm, aber glücklich und bekamen elf Kinder.

Um die Armut seiner Familie zu lindern, übersetzte Hahnemann neben seiner Arbeit als Arzt viel medizinische Literatur. Seine guten Sprachkenntnisse in Englisch, Französisch und Italienisch waren ihm dabei eine große Hilfe. In dreißig Jahren übersetzte er ungefähr 12.000 Seiten Fremdsprachiges ins Deutsche.

Als er 1790 ein medizinisches Buch aus dem Englischen ins Deutsche übersetzte, kamen ihm Zweifel an der dort beschriebenen Wirkung der Chinarinde gegen Malaria. So führte er den ersten Arzneimittelversuch an sich selbst durch. Er ist uns als der *»Chinarindenversuch«* bekannt. Er beobachtete an sich eine Art Wechselfieber, das dem Fieber der Malaria glich. Das war für Hahnemann der Anfang einer Erkenntnis über eine neue, andere Möglichkeit, Menschen zu heilen.

In den darauf folgenden Jahren prüfte er noch viele andere Stoffe an sich, seiner Familie und an seinen Freunden. Bald merkte er, daß die Arzneien im Menschenversuch krankhafte Erscheinungen hervorriefen, die den schon bekannten Symptomen kranker Menschen ähnelten. Jede Arznei ergab ein bestimmtes Prüfungsbild. Dieses entsprach dem Gesamtbild eines kranken Menschen. Nach dieser Ähnlichkeit wählte er jetzt seine Heilarznei aus.

1796 wird als das Geburtsjahr der Homöopathie angesehen, weil in dieser Zeit zum ersten Mal von Hahnemann der Begriff »*Similia similibus*« geprägt wurde. 1810 erschien dann sein Hauptwerk, das »*Organon der rationellen Heilkunst*«. Das Organon ist das geistige Fundament der Homöopathie.

Im Organon erscheint zum ersten Mal der Kernsatz der Homöopathie vollständig: »*Similia similibus curentur*«, auf deutsch: »*Ähnliches kann durch Ähnliches geheilt werden.*« Auch die Bezeichnung *Homöopathie* wird darin zum ersten Mal erwähnt. Hahnemann formte sie aus den griechischen Wörtern *homois* (ähnlich) und *pathos* (krank). Die bisher bekannte, sogenannte »Schulmedizin« nannte er *Allopathie*. Beide Begriffe werden bis heute von Schulmedizinern und Apothekern benutzt. In den Schaufenstern von Apotheken könnt ihr die Namen sogar lesen!

Es ist kaum vorstellbar, was Hahnemann und seine Familie an Kraft und Entbehrung auf sich nehmen mußten, bis ihm der Durchbruch gelang. Er führte ein sehr bewegtes Leben. Erfolg und Mißerfolg, Anerkennung und Verleumdung begleiteten ihn von nun an.

Harte Proben bestand die Homöopathie im Kampf gegen den Typhus in Leipzig. Während sonst etwa 90 Prozent der Kranken starben, verhinderte Hahnemann mit seinen Schülern bei rund neun Zehnteln seiner Typhus-Patienten den Tod.

1831 breitete sich die Cholera, von Asien her kommend, auch in Europa aus. Aufgrund seines Wissens über das Krankheitsbild der nahenden Seuche veröffentlichte Hahnemann in einem Flugblatt die gegen diese Krankheit in Frage kommenden, wirksamen homöopathischen Arzneien. Genau wie beim Typhus heilte er 90% der behandelten Patienten. Damals in der Cholerazeit horchte die Welt auf, und bald wurde die Homöopathie in vielen Ländern bekannt. Selbst im heutigen Rußland gibt es viele Schulen für Homöopathie. In Indien darf der klinische Teil des Medizinstudiums wahlweise allopathisch oder homöopathisch studiert werden. In den USA wurde Hahnemann trotz anderslautender Regeln der Verfassung als einzigem Nicht-Amerikaner in Washington ein Denkmal errichtet.

Fünf Jahre nach dem Tod seiner Frau lernte Hahnemann seine spätere zweite Frau *Melanie d'Hervilly* als Patientin kennen. Mit ihr zog er nach Paris. Noch bis kurz vor seinem Tod behandelte und arbeitete er dort, wo er seine letzten Jahre mit seiner zweiten Frau verbrachte. Er starb 1843 im Alter von 88 Jahren und ist auf dem Friedhof *Père Lachaise* in Paris begraben.

»Des Arztes höchster und einziger Beruf ist es, kranke Menschen gesund zu machen, was man heilen nennt«.

Dieser erste Satz aus dem Organon ist Samuel Hahnemanns Vermächtnis an die Nachwelt.

Das Prinzip der Homöopathie

Unser Prinzip hat drei Schwerpunkte:
1) Die Ähnlichkeitsregel,
2) die Arzneimittelprüfung,
3) die Dosierungslehre.

Die Ähnlichkeitsregel:

In der Homöopathie wird mit Arzneien behandelt, die in konzentrierter Dosis am gesunden Menschen ähnliches Leiden erzeugen wie die zu behandelnden Krankheitszeichen.

Hier ein Beispiel: Wenn einer von uns in die Brennnesseln fällt, juckt seine Haut. Sie schwillt an und rötet sich. An den betroffenen Hautstellen zeigen sich stecknadelgroße Bläschen. Das kennen wir alle von unseren Streifzügen durch Wiesen und Wälder.

Wenn nun jemand von uns ein Ekzem oder einen Ausschlag (Sonnenbrand oder Allergie) mit solchen Erscheinungen wie oben, also ähnlichen »Symptomen«, aufweist, dann würden wir die Ursubstanz der Brennnessel *(Urtica urens)* in hochverdünnter *(potenzierter)* Form nehmen und nicht unterdrückende, die Krankheit bloß nach innen verlagernde Salben darauf schmieren, um uns zu helfen.

Hier ein weiteres Beispiel von der Tollkirsche *(Belladonna)*: Wenn wir ein ganz hohes Fieber haben, dabei einen knallroten Kopf, weite Pupillen, am ganzen

Körper schwitzen, Alpträume haben, in unseren Fieber-
träumen Geister und Gespenster sehen, wenn dunkle,
böse Gestalten uns zu verfolgen scheinen, dann sieht
der homöopathische Arzt in diesem Fieber eine
ähnliche Reaktion wie bei einer Vergiftung mit der
Tollkirsche.

Statt Fieberzäpfchen, die das Fieber nur unter-
drücken, gibt er dem kranken Menschen das Gift der
Tollkirsche der homöopathisch aufbereiteten Form.
Durch diesen kleinen Reiz gibt er dem Körper die nöti-
ge Kraft zum Gesundwerden. Das heißt, wir erhalten
mit der Arznei eine Hilfe zur Selbsthilfe.

Die Arzneimittelprüfung

Wenn jemand eine Substanz prüft, schreibt er alle
Veränderungen an seinem Körper und seiner Seele auf,
die er nach ihrer Einnahme bemerkt. Diese Veränderungen zusammengenommen ergeben das sogenannte
Arzneimittelbild. Das haben viele Ärzte ihrem Meister
Hahnemann nachgemacht, der solche Prüfungen mit
seiner Familie und mit seinen Freunden durchgeführt
hat.

So gibt es für jede Arznei ein ganz typisches Arzneimittelbild. Wenn wir die Arzneimittelbilder mit den
Zeichen einer Erkrankung vergleichen, bemerken wir
oft überraschende Ähnlichkeiten. Diese Ähnlichkeiten
sind die Grundlagen der Homöopathie. Es heißt ja:
»Similia similibus curentur«, auf deutsch: *»Ähnliches*

kann mit Ähnlichem geheilt werden«. So gibt es eine ganz enge Beziehung zwischen Arznei und Krankheit, genauer gesagt: zwischen Arzneimittelbild und der Gesamtheit der Krankheitszeichen eines leidenden Menschen.

Jeder Arzt stellt am Anfang einer Behandlung eine Diagnose, wenn dies möglich ist. Für die Homöopathie gilt dieselbe Voraussetzung. Dann aber trennen sich die Wege. Zur normalen Diagnose kommt hier die sogenannte Arzneimitteldiagnose hinzu, die Festlegung auf das *Simillimum*, also auf die passende homöopathische Arznei. Die Krankheit ist nur ein Name. Kopfschmerz ist nicht gleich Kopfschmerz. Jeder Kranke braucht seine eigene Arznei. Weil jeder »Fall« so einmalig und außergewöhnlich behandelt wird, braucht der Arzt viele verschiedene Arzneien.

In der Homöopathie stehen weit über 1000 Arzneien in vielen Aufbereitungen (Potenzen) und verschiedenen Darreichungsformen zur Verfügung. Diese Arzneien stammen von Pflanzen, Tieren und Mineralien.

Die Dosierungslehre

Die Dosierungslehre ist oft das einzige, was viele Menschen »...und viele Ärzte!« (Anmerkung meiner Mutter) von der Homöopathie wissen. Da soll mit Verdünnungen gearbeitet werden, »wo gar nichts mehr drin ist«. Es ist die Rede von dem »einen Tropfen im Weltenmeer, der doch nichts mehr bewirken kann«. Wahr ist, daß in der Homöopathie so lange potenziert und ver-schüttelt wird, bis der krankmachende Reiz eines Stof-fes in einen heilenden umschlägt.

Die Stoffe, die »*Ursubstanzen*«, bei denen es sich, wie gesagt, um tierische und pflanzliche Produkte oder um Mineralien handelt, werden mit einem Lösungsmittel (Alkohol, Wasser o.ä.) in einem bestimmten Verhältnis vermischt. Durch weiteres Verdünnen und Verschütteln entstehen phantastisch kleine Konzentrationen der Ursubstanz. Das ist es, was »*Potenzieren*« genannt wird. Bei stetigem weiteren Potenzieren wird irgendwann auch das letzte Molekül der Ursubstanz heraus verdünnt sein. Mathematisch gesehen ist das der Fall ab der D23 (siehe nächstes Kapitel). Das ist die sogenannte *Loschmidtsche Zahl*. Sie gibt den Grad der Verdünnung eines Stoffes an, bei der nur noch gerade ein kleinster Anteil, das heißt, ein Molekül, in der Lösung vorhan-den ist. Potenzierungen darüber hinaus lassen kein Molekül der Ursubstanz mehr nachweisen.

Die homöopathischen Arzneien in höheren Potenzen dürften dann – rein theoretisch – nicht mehr wirken, da ja scheinbar keine Moleküle der Ursubstanz mehr vorhanden sind. Sollen sie verloren gegangen sein? Ich glaube nicht! In der Physik haben wir schon von der »*Erhaltung der Energie*« gehört, die bedeutet, daß »kei-ne Energie auf Erden und im Weltall verloren geht«. Außerdem hat die Erfahrung erwiesen, daß homöo-pathische Mittel auch in diesen hohen Potenzen wirken.

Ja, es gibt sogar einige Stoffe, die ihre Wirksamkeit erst oberhalb der Loschmidtschen Grenze so richtig entfalten, wie z. B. das Kochsalz *(Natrium muriaticum)*.

Hier wird offensichtlich aus der Ursubstanz, der Materie, durch den Potenzierungsvorgang eine nicht materielle, für uns nicht mehr nachweisbare, schwer vorstellbare, »*geistige*« Arznei herausgelöst, die nur noch über unsichtbare Schwingungen wirksam ist. Wahrscheinlich werden die arzneilichen Signale während der vielen Potenzierungsvorgänge als »Information« auf die Trägersubstanzen (Kügelchen, Alkohol, Milchzuckerpulver) übertragen. Die Information ist zwar keine Materie, sie ist aber stets an Materie gebunden.

Wie kann man sich das vorstellen und erklären? Hier ein Beispiel: Eine Melodie, eine Musik kann, zum Signalmuster umgewandelt, auf ein Tonband aufgenommen und von dort auf eine Schallplatte übertragen werden. Trotz wechselnder Tonträger wird die Schallplatte beim Abspielen eine Musik ergeben, die auf das Ohr genauso wirkt wie die ursprünglichen Klänge. Instrumente, Klangfarbe, Rhythmus und Takt sind einwandfrei wieder zu erkennen. Die Tonträger wechseln, das Signalmuster aber ist unverändert geblieben.

Die Herstellung der Arznei

Als Beispiel für die Herstellung einer homöopathischen Arznei nehmen wir die Kamillenpflanze *(Chamomilla)*. Die Pflanze wird frisch gepreßt und der Saft mit derselben Menge reinen Alkohols (75%ig) gemischt. Das ergibt die sogenannte *Urtinktur*. Diese Chamomilla-Urtinktur wird nun potenziert.

Man gibt einen Teil Chamomilla-Urtinktur und neun Teile Alkohol in ein Reagenzglas. Mit einer bestimmten Anzahl von Schlägen verschüttelt man dieses Gemisch. Dadurch wird nicht nur eine optimale Vermischung der Substanz im Alkohol erreicht, sondern auch eine Aufschließung (*»Dynamisierung«*) der heilenden Kräfte der Arznei. Wir können somit sagen, daß die Materie gelöst, aufgeschlossen und vergeistigt wird.

Zurück zu unserem Beispiel. Der soeben beschriebene Vorgang ergibt die Arznei *Chamomilla D1,* das heißt, die erste Dezimalpotenz. Soll die Arznei höher potenziert werden, wird der Vorgang beliebig oft wiederholt. Ein Teil Chamomilla D1 mit neun Teilen Alkohol verschüttelt ergibt *Chamomilla D2,* ein Teil Chamomilla D2 mit neun Teilen Alkohol ergibt *Chamomilla D3.* So fährt man beliebig weit fort.

Bei unserer Arznei hören wir jedoch schon bei *Chamomilla D6* auf. Wir nehmen nun eine kleine Petrischale (ein flaches Glasschüsselchen) und füllen sie mit Globuli (kleinen Zuckerkügelchen), aber so, daß sie nicht

Die Herstellung einer homöopathischen Arznei

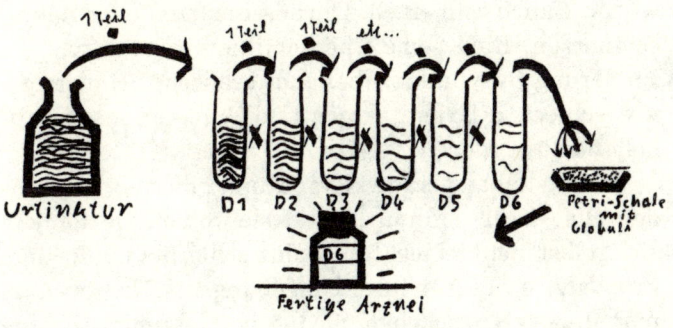

In jedem Röhrchen je neun Teile Alkohol.
x = verschütteln

übereinander liegen. Jetzt benetzen wir alle Globuli mit der Chamomilla D6-Lösung. Dabei wird die Oberfläche aller Globuli mit Arznei benetzt. Dann warten wir, bis die Globuli trocken sind, füllen sie in ein kleines Glasfläschchen und beschriften es: »Chamomilla D6«. Die Arznei ist jetzt fertig und kann bei sorgfältiger, halbdunkler Lagerung in braunen Glasfläschchen über 100 Jahre hilfreich wirken.

Wofür ist Chamomilla nun als Arznei nützlich?

Nun, Chamomilla ist eine großartige Arznei gegen Schmerzen, die so schlimm sind, daß du nicht mehr weißt, was du tun sollst, um dich abzulenken. Denken wir an Bauchschmerzen, Ohrenschmerzen oder Zahnschmerzen. Eine Gabe Chamomilla wird uns schnell Linderung verschaffen. Aber auch seelische Schmerzen, wie schlechte Laune, Ärger und Wut können damit behandelt werden.

Häufig haben gerade kleine Kinder diese Beschwerden. Sie wissen dann nicht, was sie wollen. Sie können sich selbst nicht leiden, lassen ihre schlechte Laune und ihre Verzweiflung an ihrer Umgebung aus. Nichts kann man ihnen recht machen. Sie möchten ständig auf dem Arm getragen werden und schlagen schnell zu, wenn sie gestört werden. Herumtragen und Schaukeln tut diesen Kindern gut. Vielleicht ist das der Grund, warum in so vielen Kinderzimmern ein Schaukelpferd steht! Denn: »Schaukeln bessert!«

Diese Arznei haben wir früher oft meinem kleinen Bruder *Johannes* gegeben. Das hat ihm immer zur Ruhe und Ausgeglichenheit verholfen. Vielleicht brauchen deine Geschwister auch manchmal eine Gabe Chamomilla.

Wie nehme ich die Arznei ein?

Wenn du krank bist, suchst du im Inhaltsverzeichnis nach deinem Problem, z.B. Kopfschmerz. Auf den angegebenen Seiten findest du dann die verschiedenen Arten von Kopfschmerz mit den dazugehörigen Arzneien.

Wenn du die Beschreibung gefunden hast, die deinem Kopfschmerz entspricht, besorgst du dir die dazugehörige Arznei in der Potenz, wie sie in der »Homöopathischen Haus- und Reiseaoptheke« (siehe unten) vorhanden ist. Eine Auflistung des Inhalts mit Potenzen findest du im Anhang.

Die homöopathische Arznei nimmst du dann in folgender Weise ein: Für's erste ein Kügelchen sofort. Dann nimmst du dir ein Glas und füllst es etwa zur Hälfte mit Wasser und löst darin ein weiteres Kügelchen auf. Alle drei bis vier Stunden rührst du das Wasser gut um, am besten mit einem Plastiklöffel, und nimmst einen kleinen Schluck. Bei eintretender Besserung verlängerst du den zeitlichen Abstand zwischen den Einnahmen. Wenn möglich, solltest du dir jeden Tag eine neue »Auflösung« herstellen.

Sollte nicht bald eine Besserung eintreten, mußt du selbstverständlich mit deinen Eltern überlegen, den Rat eines Arztes einzubeziehen.

Wichtig:

Diese Anweisung gilt nur für die D-Potenzen! Eine Arznei in einer LM- oder C-Potenz (z.B. Aconit) darfst du nur ein einziges Mal nehmen. Alle anderen Potenzen dürfen nur vom homöopathischen Arzt verordnet werden!

Die angeführten Arzneien sind bis auf wenige Ausnahmen alle in der von meiner Mutter zusammengestellten

Homöopathische Haus- und Reiseapotheke
nach Dr. med. Radke

enthalten. Mir sind die folgenden beiden Apotheken bekannt, bei denen diese Reiseapotheke direkt gekauft oder bestellt werden kann:

Apotheke am Theater,
Theaterstraße 17b, 37073 Göttingen

Apotheke »Zum Goldenen Engel«,
Tändlergasse 22-24, 93047 Regensburg

Wahrscheinlich ist das aber auch in jeder anderen Apotheke möglich.

Die praktische homöopathische Behandlung

Augenentzündungen

Eine leichte Augenentzündung kann durch das ständige Jucken und Brennen, den Tränenfluß und die Lichtempfindlichkeit eine sehr lästige Angelegenheit sein. Damit es nicht noch schlimmer wird, es zu einer Eiterung und starken Schmerzen kommt, mußt du gleich anfangen zu behandeln:

Euphrasia D6

wird im Volksmund »Augentrost« genannt, da es in allen Situationen das Auge »tröstet«. Es verschafft dir sofort Erleichterung bei deinen Beschwerden, und wenn du Glück hast, heilt es das Auge völlig aus. Euphrasia ist eine Arznei, die wir ganz am Anfang einer Augenentzündung geben – besonders dann, wenn wir nicht wissen, was das Auge gereizt hat. **Merke:** Wenn bei dem lästigen Heuschnupfen die Augen ganz im Vordergrund der Beschwerden stehen, dann kannst du mit Euphrasia nicht nur die Augen, sondern auch alle Schleimhäute, also auch den Schnupfen, den Husten, ja sogar das Jucken in Blase und Harnröhre, behandeln.

In den beiden letzten Sommern hat sich übrigens bei der Augenreizung durch hohe Ozonwerte Euphrasia bestens bewährt. Euphrasia ist allerdings nicht in der Reiseapotheke anthalten; du kannst es dir aber in der Apotheke zusätzlich besorgen.

Wenn deine Augenreizung ganz klar zusammen mit einer Erkältung auftritt, wirst Du mit

Rhus tox

nicht nur deine Augen, sondern auch Nase, Hals und Lunge beruhigen.

Tränen deine Augen ständig draußen im kalten Wind oder hast du eine Erkältung mit tränenden Augen, dann nimm

Pulsatilla

und alles wird wieder gut, auch deine deprimierte und weinerliche Stimmung.

Wenn du eine Verletzung der Hornhaut hast (das ist die vorderste Haut des Auges, durch die man sieht), versuche *sofort* einen Facharzt aufzusuchen! Nimm aber trotzdem während der Behandlung

Symphytum D6

vier mal täglich. Symphytum verhilft der Hornhaut zu einer schnellen und oft narbenlosen Heilung. Symphytum mußt du dir allerdings auch erst in einer Apotheke besorgen!

Eine Hornhautverletzung durch Fremdkörper, Ratscher oder auch Entzündungen wird man nicht übersehen können – denn die extrem starken Schmerzen in der Hornhaut signalisieren sofort, daß hier mehr getan werden muß.

Achtung:

Bei allen Krankheiten des Auges solltest du, falls keine prompte Besserung eintritt, einen Augenarzt aufsuchen!

Bauchschmerzen

Bauchschmerzen überfallen uns oft plötzlich und unerwartet wie aus heiterem Himmel. Obwohl sie meistens gar nicht so schlimm sind, machen sie doch Angst, da wir immer wieder von plötzlichen Blinddarmentzündungen hören. Auch in diesem Fall gilt: Keine Panik! Überlege doch erst einmal, was die Ursache deiner Bauchschmerzen sein könnte, und lies in Ruhe nach, ob nicht eine der folgenden Arzneien mit ihrer typischen Zeichengebung gerade auf deine Beschwerden zutrifft.

Verschwinden deine Schmerzen nach Einnahme der richtigen Arznei, kannst du davon ausgehen, daß die Krankheit langsam besser wird. Denn du hast ja keine Schmerzmittel genommen. Damit würden deine Schmerzen zwar vorerst auch verschwinden, die Krankheit selber aber würde weiter rumoren.

Die häufigsten Bauchschmerzen sind die für

Colocynthis

typischen Schmerzen. Diese krampfartigen Schmerzen kommen anfallsweise. Sie sind so stark, daß du dich zusammen krümmst und deine Fäuste in den Bauch drückst oder dich dauernd über eine Stuhllehne legen mußt, um dir Linderung zu verschaffen. Auch eine Wärmflasche oder ein warmer Bauchwickel bessern die Beschwerden. Trifft diese Beschreibung auf dich zu, dann ist Colocynthis die Arznei, die deine Schmerzen beheben wird. Schon im berühmten »Max und Moritz« von *Wilhelm Busch* sind diese Bauchschmerzen beschrieben. Du kennst doch sicherlich die Geschichte, in der die beiden Lausbuben dem *Schneider Böck* die Brücke ansägen, so daß er ins Wasser fällt. Erinnerst du dich?

Und das waren die Folgen:

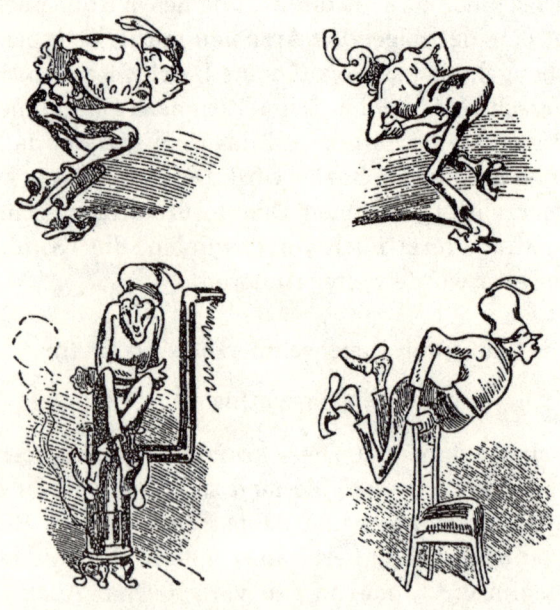

Wie denn Böck von der Geschichte
Auch das Magendrücken kriegte.

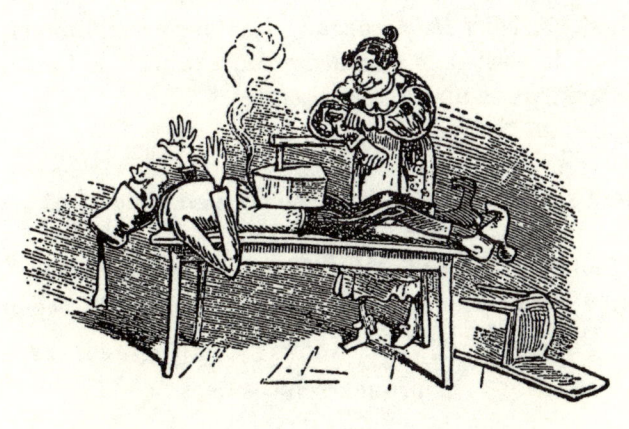

Hoch ist hier Frau Böck zu preisen,
Denn ein heißes Bügeleisen
Auf den kalten Leib gebracht
Hat es wieder gut gemacht.

Achtung! Jetzt ein Gedicht von mir:

Geht es dir wie grad beschrieben
Laß das Bügeleisen liegen!
Nimm einfach Colocynthis nur –
Schon hilft dir freundlich die Natur!

Ist es aber mit deinen Bauchschmerzen genau umgekehrt, mußt du dich nämlich zurückbeugen, um dir
Linderung zu verschaffen, und hast du obendrein einen
roten Kopf, ist dir heiß und du schwitzt, werden die
Schmerzen bei jeder Berührung des Bauches schlimmer,
kannst du noch nicht einmal die Zudecke auf dem Bauch
ertragen, dann nimm unbedingt

Belladonna,

damit sich dein Bauch nicht wirklich entzündet.

Solltest du aber im Hochsommer plötzlich krampfartige Bauchschmerzen bekommen, denen Erbrechen
und Durchfall folgen, dann greif zu

Cuprum arsenicosum,

um wieder auf die Beine zu kommen. In dem Kapitel
Durchfall habe ich *Cuprum arsenicosum* mit den
typischen Krankheitszeichen auch beschrieben.

Nach einer fröhlichen Geburtstagsfeier mit viel Cola und süßen Sachen überfällt so manchen ein fürchterlicher Bauchschmerz.

Nux vomica

ist die Arznei, die bei solchen »Magenfolterungen« hilft. Vielleicht erzählst du das mal deinem Vater: Nux vomica hilft auch bei Beschwerden nach zu viel Rauchen und Trinken.

Wenn dir Ärger oder Kummer auf den Magen geschlagen ist, dann tröstet und heilt dich

Ignatia.

Bei Bauchschmerzen nach dem Kuchenbacken, z. B. kurz vor Weihnachten, wenn du zu viel Teig genascht hast, oder im Sommer, wenn du zu viel Eis in dich hineingeschaufelt hast, rettet dich

Pulsatilla.

Durchfall

Der akute Durchfall auf einer Klassenfahrt oder zu Besuch bei einer fremden Familie ist neben den Bauchschmerzen ein peinliches Erlebnis. Kennst du dieses hilflose Gefühl? Dafür gibt es Arzneien, die bei einem solchen Vorfall schnell Abhilfe schaffen können.

Wenn du vielleicht ins Ausland, beispielsweise nach Frankreich fährst, dann gibt es ja meist viel Ungewohntes und Neues zu essen und zu trinken. Du kannst dich vielleicht nicht gut verständigen und ißt aus Höflichkeit mehr, als dir eigentlich lieb ist. Dann überkommt dich plötzlich Durchfall. Dafür hilft

Nux vomica.

Ein ganz anderes Vorspiel hat der sogenannte *Sommerdurchfall*: Draußen ist es ganz heiß, und du hast Eis gegessen. Zur Abkühlung bist du auch noch schwimmen gegangen. Nach dieser Abkühlung revoltieren dein Magen und dein Darm, und ein Durchfall übermannt dich mit fast kolikartigen, ganz schlimm krampfenden Bauchschmerzen.

Cuprum arsenicosum

wird dir bei diesem lästigen Durchfall und gegen die Bauchschmerzen helfen.

Wirst du blaß, du frierst, und der schlimme Durchfall will einfach nicht aufhören, du fühlst dich wirklich
sterbenselend und wie am Boden zerstört – in diesem
Fall hilft dir

Carbo vegetabilis.

Wenn du dich eigentlich ganz gesund und in
Ordnung fühlst, aber immer wieder Durchfall »wie in
einem Schuß« mit explosionsartigem Gefurze heraus-
spritzt, dann hilft dir

Podophyllum.

Jetzt ist der Durchfall verschleppt. Er nervt enorm.
Es kommen nur noch ganz kleine Kleckse 'raus. Du
findest ständig »Bremsspuren« in deiner Unterhose.
Jetzt ist eine Gabe

Aloe

besser, als ständig die Unterhosen zu waschen.

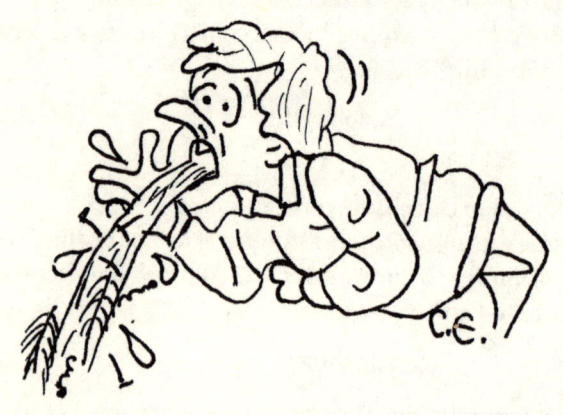

Erbrechen
(Kotz, Würg)

»Erbrechen, lat. *Vomitus*, die ruckweise Entleerung von Mageninhalt durch Speiseröhre, Schlund und Mund...« So steht es nüchtern im *Brockhaus* beschrieben. Richtig eindrucksvoll wird dieser Vorgang aber erst, wenn du ihn selbst erlebst und durchleidest. Wie hilflos kommen wir uns dabei vor, besonders wenn wir in fremder Umgebung sind und unseren Mann (bzw. unsere Frau) stehen müssen.

Statt deinen Magen ständig »ruckweise zu entleeren«, solltest du dir jetzt lieber eine gute Arznei heraussuchen. Auch hier ist es wichtig, den Auslöser, die Ursache deiner Krankheit herauszufinden, dann kannst du leichter ein passendes Mittel für dich finden.

Die häufigste Arznei, die sich dabei bewährt hat, ist

Nux vomica.

Beschwerden nach Durcheinanderessen, nach Genuß von verdorbenen oder unbekömmlichen Speisen; Beschwerden nach Aufregung, Ärger und Wut. Es gibt ja auch den Ausspruch, wenn man sich sehr geärgert hat: »Das ist ja zum Kotzen!«

Nux vomica wird aus der Pflanze *Krähenauge* hergestellt. Im Volksmund wird diese Pflanze auch *Brechnuß* genannt. Schon früher haben die Menschen die

Erfahrung gemacht, daß sie nach Verzehr dieser Pflanze erbrechen mußten. Hier wird das Gesetz *»Similia similibus curentur«* wieder sehr deutlich: Die Ursubstanz in potenzierter Form bewirkt nicht mehr Erbrechen, sondern heilt das Erbrechen.

Mußt du dich nach dem Essen von viel fettigem Fleisch plötzlich übergeben, dann kommt als Arznei für dich nur

Pulsatilla

in Frage. Auch wenn du dich am Anfang einer Erkältung übergeben mußt, nimmst du diese Arznei.

Hast du das Gefühl, als ob du dich auf hoher See im Sturm wiegen würdest, ist dir schummerig und schwindelig, schwankst du eben noch mit letzter Kraft zur Toilette, um dich zu übergeben, dann hilft dir

Petroleum

genau wie es dir tatsächlich bei Übelkeit auf hoher See ergeht und wo diese Arznei unentbehrlich ist.

Fühlst du dich dabei aber wie in einem stinkend heißen Bus, wie beim Auto- oder Zugfahren, dann greif lieber zu

Cocculus.

Petroleum und *Cocculus* sind zwei bewährte Arzneien bei Reisekrankheiten. Genaueres solltest du im Kapitel *Reiseübelkeit* nachlesen.

Wenn dir speiübel ist, du dich dauernd krampfhaft übergeben mußt, wenn du dich zittrig und schwach fühlst, frierst, und die Angst dir über den Rücken kriecht, dann wird dich

Cuprum arsenicosum

wieder wärmen, beruhigen und schließlich vom Erbrechen befreien.

Es gibt Kinder, die sich sehr oft übergeben müssen. Sie haben sich dann schon fast daran gewöhnt, daß im Beginn einer Erkältung, bei Aufregung, vor und nach jedem größeren Ereignis, erstmal gekotzt wird. Bist du so ein seltsamer Typ, dann besorge dir in einer Apotheke

Ipecacuanha D12,

die *Brechwurzel*. Auch hier wird durch den Namen der Pflanze wieder klar, wie genau die Menschen früher doch über die Pflanzen mit ihren krankmachenden und heilenden Wirkungen Bescheid wußten.

Auch die Tiere suchen sich bei Krankheit ganz bestimmte Pflanzen heraus, um wieder gesund zu werden. Unser Hund zum Beispiel frißt Gras, um sich danach lustvoll zu erbrechen.

Rezepttip:

Eigentlich wäre es ja Verschwendung, sich extra etwas zu kochen, wenn man es sich dann sowieso »nochmal durch den Kopf gehen lassen« muß. Trotzdem kommt jetzt ein ganz einfaches Rezept für eine Grießsuppe. Sie schmeckt nicht besonders toll, aber sie beruhigt den Magen. Schon ein oder zwei Eßlöffel davon erleichtern dir deine Lage. Guter Rat: am besten ißt du die Suppe kurz nachdem du erbrochen hast. Dann ist nämlich dein Brechreiz erstmal eine Weile »lahmgelegt« und die Suppe bleibt vorerst drin.

Hier nun das Rezept:

Gib eine kleine Tasse voll Weizengrieß in einen Topf und erhitze ihn (noch kein Wasser oder so dazu tun!). Wenn er gut riecht und leicht braun geworden ist, also so richtig schön durchgedünstet ist, gibst du soviel Wasser dazu, daß eine cremige Suppe entsteht. Dann gibst du soviel Salz hinein, daß sie deutlich salzig schmeckt. Mit ein paar frischen Kräutern, z.B. Petersilie, wird das Ganze abgeschmeckt.

Voilá – bon appetit und gute Besserung!

Erkältung

Für die akute Erkältung findest du die Arznei leicht, wenn du dir vorher überlegst, bei welchem Wetter sie auftauchte oder durch welche Umstände sie ausgelöst wurde.

Wenn ich im Herbst morgens mit dem Fahrrad zur Schule fahre und der Wind mir nur so um die Ohren pfeift, erkälte ich mich häufig. »Erkältung nach kaltem Wind«, saust es durch meinen Kopf. Jetzt brauche ich

Aconit.

Das könnt ihr Euch leicht merken: Die Pflanze *Aconit* heißt im Volksmund *Sturmhut,* das heißt: der Sturm verletzt dich, wenn du keinen Hut trägst.

Häufig sind meine beiden kleinen Brüder beim Spielen am Fluß naß geworden oder sogar ins Wasser gefallen. Dann haben sie sich, wie zu erwarten war, erkältet. Wenn dann beide hunderte von Papier-Taschentüchern verbrauchten, verringerten wir den Verbrauch mit

Rhus tox.

Wenn du dich bei nassem, kaltem und ungemütlichem Wetter oder auch im kühlen Wasser eines Schwimmbades erkältest, dann nimmst du ebenso diese Arznei.

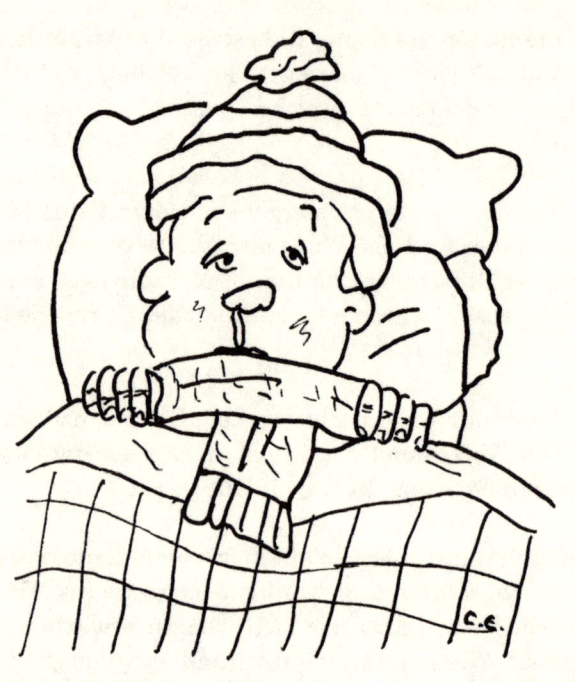

Im Herbst, wenn das naßkalte Wetter wütet, die Menschen traurig werden, Totensonntag naht und das Grün der Natur abstirbt, dann brauchst du für deine Erkältung und für deine Schwermut

Arsen,

natürlich nur in potenzierter Form und Darreichung.

Später dann, im Winter, wenn der Schnee fällt und ein kalter Wind weht, nimmst du bei Erkältungen zuerst einmal *Aconit* als Anfangsarznei. Danach, etwa ein bis zwei Stunden später, greifst du zu

Belladonna.

Denn *Belladonna* hilft bei jeglichen Beschwerden nach Aufenthalt im Schnee.

Du wirst aber auch gelegentlich im Hochsommer, bei schwülem Wetter, eine Erkältung verspüren. Dann brauchst du

Gelsemium.

Gelsemium ist die Arznei, die Homöopathen geben, wenn das Wetter im Vergleich zur Jahreszeit zu warm ist und sich deswegen auch in anderen Jahreszeiten Erkältungen entwickeln.

Jetzt zum Schluß noch eine Arznei, die du schon im vorherigen Kapitel kennengelernt hast, nämlich *Nux vomica*. Sie ist eine Arznei für Überlastungen in jeder Beziehung. Beim Durchfall war es die Überlastung durch Nahrungsmittel, jetzt denke an die Überlastung durch zu wenig Schlaf, durch Aufregung, Ärger und schließlich durch extreme Klimaveränderungen. Wenn du unter solchen Umständen eine Erkältung bekommst, dann hilft dir

Nux vomica,

um die Überforderung wieder auszugleichen. Sie gibt dir die Kraft, deine Erkältung abzuwehren und zu überwinden.

Fieber

Die meisten Leute denken, Fieber sei etwas ganz Gefährliches. Sie sagen: »Wer Fieber hat, ist richtig krank und muß zuhause im Bett bleiben.« Wenn wir alleine sind und eine Erkrankung mit Fieber haben, dann macht uns das Angst. Wir brauchen ja die Pflege der Eltern. Wir machen uns auch Sorgen, ob die Krankheit nicht doch ganz schlimm sein könnte. Du sollst dir in einer solchen Situation klar machen, daß Fieber durchaus etwas Heilendes ist. Es ist ein Zeichen dafür, daß dein Körper gerade dabei ist, die Krankheit zu bekämpfen, um sie zu überwinden. Wenn du dann noch einige Arzneien zur Seite hast, die dir helfen, das Gute des Fiebers zu stärken und damit auch den Krankheitsverlauf zu verkürzen, dann kannst du dich beruhigt ins Kissen zurücklehnen. Du brauchst also keine Panik zu kriegen, sondern dir bloß die passende Arznei zu suchen.

Dein Körper ist trocken und brennend heiß. Trotzdem friert es dich. Du bist unruhig und hast Angst, große, unheimliche Angst zu sterben. Jetzt hilft dir

Aconit,

wie so oft am Beginn einer Erkrankung. Du wirst zuerst ruhig, gelassen, dann warm und schläfst ein.

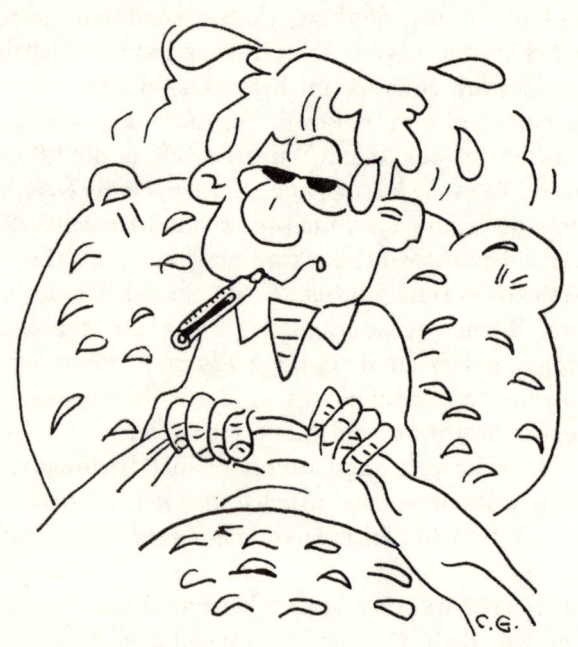

Du schwitzt fürchterlich und bist schläfrig, dein Schweiß dampft unter der Bettdecke, denn du frierst trotz der Hitze und bist bis oben hin eingemummelt. Bei diesem Fieber hast du keine Angst mehr, du bist ruhig und gelassen, und brauchst dafür

Belladonna.

Du hast hohes Fieber und einen knallroten Kopf. Du fühlst dich trotzdem ganz gut und liest den ganzen Tag Bücher. Lies ruhig weiter,

Ferrum phosphoricum

wird deine Entzündung bald gesund machen.

Dein Fieber beginnt nachts im Bett mit großer Unruhe, mit Gliederschmerzen und Kopfschmerzen in der Stirn. Vielleicht träumst du sogar vom Feuer. Du bist fröstelig, kannst aber vor lauter Unruhe gar nicht richtig im Bett liegen bleiben. Du hast auch viel Durst. Hier ist

Rhus tox

angebracht. Diese Arznei kennst du schon, genau wie *Aconit*. Auch hier erleben wir wieder eine Erkrankung nach Durchnässung und nach zu viel Kälte.

Ganz im Gegensatz zu Rhus tox ist *Gelsemium* eine Arznei, die bei Erkrankung nach zu warmer Witterung hilft. Das Fieber, das mit Gelsemium behandelt wird, ist schleichend. Es wird nachmittags schlimmer, und du willst nur noch schlafen. Beim Aufstehen ist dir ganz schwindelig, die Beine scheinen dir wegzurutschen. Vor lauter Appetitlosigkeit und Schwäche hast du gar keinen Durst mehr. Bei einem solchen Fieber hilft dir, wie gesagt,

Gelsemium.

Halsschmerzen

Hier ist es wichtig, sofort am Anfang die aufkommenden Schmerzen zu behandeln, damit sich keine schwere, eitrige Entzündung entwickelt, mit der du alleine nicht fertig werden würdest.

Als erste Arznei nimmst du, wie auch schon bei den Erkältungen,

Aconit.

Aconit steht für plötzliche Halsschmerzen nach kaltem Wind. Du hast gleich hohes Fieber, Schüttelfrost, bist unruhig und ängstlich. Der Hals ist zwar nicht geschwollen, aber intensiv hellrot gefärbt.

Zu den Anfangsarzneien bei Halsentzündungen gehört wie *Aconit* auch

Belladonna.

Die Mandeln sind aber hierbei schon geschwollen, der Hals ist hochrot gefärbt. Oft sieht die Zunge aus wie eine Himbeere. Dein Gesicht ist ebenso hochrot wie der Hals, und dampfender Schweiß trieft über deinen Körper.

Bitte jemanden darum, in deinen Hals zu schauen. Wenn dort jetzt Eiter auf den Mandeln zu sehen ist, dann

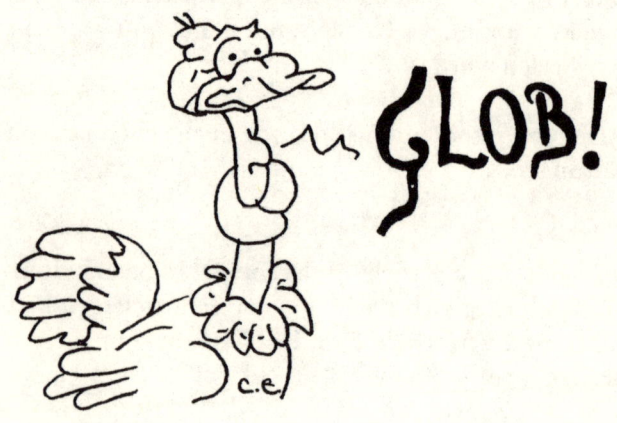

suche dir schleunigst einen Arzt. Solltest du aber alleine und verschollen auf einer Insel sitzen oder dich in der Wüste verlaufen haben, dann nimm

Myristica.

Sie ist eine bewährte Arznei bei eitrigen Mandeln. Wahrscheinlich bist du bereits gesund, bevor ärztliche Hilfe ins Haus kommen sollte.

Dein Hals ist schon sehr entzündet und verschwollen, als ob dich dort eine Biene gestochen hätte. Du ringst nach Luft, der Hals schmerzt unerträglich bei dem Versuch, etwas zu schlucken, und nur noch Eiswasser lindert die Qual. Jetzt hilft Dir

Apis

als Notfallarznei, um eine gefährlichere Entzündung zu vermeiden. Steht es wirklich so schlimm um dich, dann kannst du dich immer auf Apis verlassen. Besser ist es noch, du läßt es gar nicht so weit kommen und suchst schon vorher einen homöopathischen Arzt auf, besonders wenn sich die Halsentzündungen in häufigen Abständen wiederholen.

Heimweh

Ich weiß aus eigener bitterer Erfahrung, wie schlimm Heimweh sein kann. Kennst du das Gefühl, wenn es dir vor lauter Heimweh fast die Kehle zuschnürt? Ich finde es wunderbar, daß die Natur uns auch für solche Zeiten der Verlassenheit hilfreiche Arzneien schenkt.

Was liegt näher für einen an Kummer, Enttäuschung und Einsamkeit leidenden Menschen, als sich nach seinen Eltern und Geschwistern zu sehnen. Solchen Menschen wird

Ignatia

helfen, wieder fröhlich zu werden.

Eine ganz andere Arznei braucht das kleine Mädchen mit den blonden Zöpfen. Dicke Tränen rollen ihr über das Gesicht. Sie sitzt müde, unruhig und trostsuchend in der ersten Schulklasse. Wie glücklich ist sie, wenn die Eltern sie dann abholen und sie in die Arme schließen! Diesem Mädchen wird

Pulsatilla

Trost und Selbstbewußsein geben.

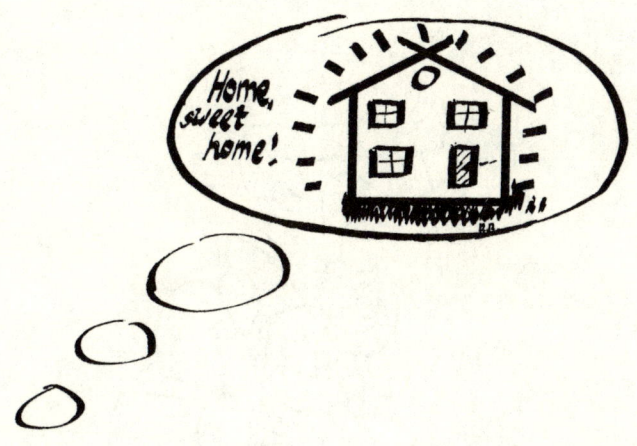

Da gibt es noch ein schlaffes Kind, mit glühenden roten Backen. Im Gegensatz zum Pulsatilla-Mädchen unterdrückt es seine Tränen und leidet unter schier untröstlichem Heimweh. Es fühlt sich unverstanden und alleine.

Capsicum

ist die Arznei, die es für seinen Kummer braucht.

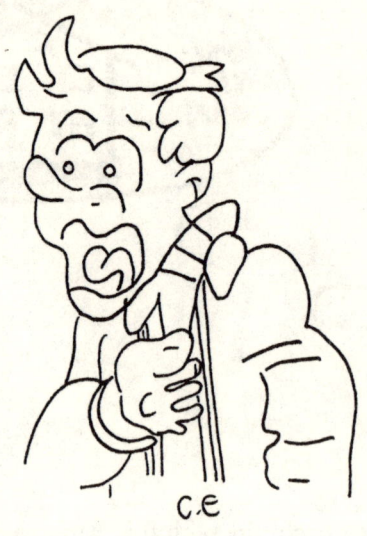

Heiserkeit

Als ich mit zehn Jahren meine erste Chorreise unternahm, legte mir meine Mutter ein Fläschchen mit der Aufschrift: *»Causticum«* –dem Retter der Sänger und Theaterspieler– mit ins Gepäck. Stelle dir vor, du bist durch eine leichte Erkältung oder durch Überanstrengung deiner Stimme so heiser, daß du nur noch krächzen kannst. Trotzdem sollst du bei einem Konzert oder bei einer Theatervorführung noch einsatzfähig sein. Da hilft dir nur noch

Causticum.

Es repariert mit Garantieschein derartige Pannen. Ein wichtiger Hinweis für die Wahl der Arznei ist zusätzlich eine undichte Blase, eine »Konfirmandenblase«.

Du stehst kurz vor deinem Solo oder vor deinem Auftritt. Plötzlich verschlägt es dir vor Aufregung die Stimme! Was tun außer

Argentum nitricum

nehmen? Das ist dann nämlich deine rettende Notfallarznei. Auch im Kapitel Schulangst findest du sie.

Husten
(Hust, Keuch!)

Mein kleiner, wilder Bruder *Johannes* ist eigentlich sehr gesund. Wenn ihn aber eine Erkältung erwischt, nervt er die ganze Familie mit seiner dauernden Husterei. Auf der anderen Seite habe ich dadurch bei meiner Mutter viel über die richtige Behandlung des Hustens gelernt. Auch auf Klassenfahrten im überheizten Acht-Bett-Zimmer kann der Husten zu einer aufreibenden Angelegenheit für den Huster und die Mitleidenden werden. Deshalb jetzt eine Übersicht über die bewährten

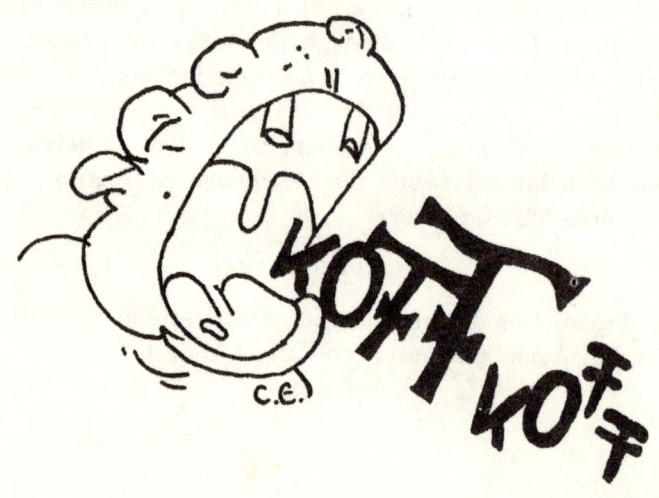

Husten-Arzneien, um dir schnell Abhilfe und Erleichterung zu verschaffen.

Wie immer am Anfang steht als erste bewährte Arznei unser

Aconit.

Sie ist immer dann angezeigt, wenn der Husten plötzlich und heftig auftritt, oft nach Unterkühlung und nach Aufenthalt im kalten Wasser.

Wenn du durch Aconit keine wesentliche Erleichterung verspürst, dann ist häufig

Belladonna

die unmittelbare Folgearznei. Der Husten ist trocken und bellend. Beim Husten wird der Kopf knallrot, die Augen treten beinahe aus ihren Höhlen hervor. Typisch bei diesem Husten ist die Verschlimmerung beim Hinlegen ins warme Bett. Da geht es erst so richtig los. Trotzdem liebst du das Bett und seine Wärme.

Genau so wie bei *Belladonna* verschlimmert sich beim Hinlegen ins Bett dein Husten, der

Pulstilla

zur Linderung bedarf. Obendrein und unterschiedlich zu Belladonna ist typisch für diesen Husten, daß du das

Fenster weit offen haben möchtest und draußen, an der frischen Luft, alles besser wird. So geschieht es auch meinem kleinen Bruder Johannes, dem Pulsatilla in solchen Zeiten immer wieder hilft.

Wenn dein Husten so weh tut, daß du dir die Brust halten mußt, so nimm sofort

Bryonia.

Beim Husten durchfährt ein stechender Schmerz deine Brust. Ruhe und Wärme in deinem warmen Bett bessern deine Bronchien-Schmach, ganz im Gegenteil zu Pulsatilla, wo das gerade umgekehrt ist.

Nehmen wir an, dein Husten beginnt mit Heiserkeit. Er ist auch schmerzhaft, aber es brennt in der Brust beim Husten, den du mit

Causticum

rasch lindern kannst. Ganz auffällig ist, daß du bei dieser Art Husten häufig nasse Hosen bekommst (siehe auch Kapitel *Heiserkeit*).

Hast du obendrein Schnupfen, Augen- und Glieder-schmerzen, dann ist

Rhus tox

eine zuverlässige Hustenarznei. Du weißt jetzt, daß du dich durch Naßwerden jeglicher Art verkühlt hast.

Insektenstiche

Als wir vor drei Jahren mit der ganzen Familie in den USA waren, hielten wir uns für einige Tage zum Paddeln in einem einsamen Seengebiet auf, weitab von aller Zivilisation. Dort passierte es meinem damals fünfjährigen Bruder *Florian*, daß er in ein Wespennest trat. Ein paar Wespen flogen unter sein Hemd. Ein wilder Indianertanz und entsetzliches Geschrei machten uns auf das aufmerksam, was passiert war. Am Ende des »Kampfes« hatte Florian dreizehn (!) Wespenstiche über den ganzen Körper verteilt, er sah völlig verquollen aus. Eine dramatische Situation! Wir hatten nur unsere homöopathische Taschenapotheke bei uns, jede weitere medizinische Versorgung war weit entfernt.

Meine Mutter gab Florian alle zehn Minuten als Auflösung in Wasser einen Löffel

Apis

zu trinken. Wir wuschen ihn auch mit dieser Wasserauflösung. Schon nach einer Stunde spielte er wieder fröhlich mit Johannes draußen im Garten. Die akute Situation war behoben.

Wenn du von einer Wespe gestochen wirst, dann denke daran: *Apis* wird auch dir helfen! Nimm es in zehnminütigen Abständen, bis sich die Beschwerden bessern, danach mache die Abstände größer.

Wenn du anstatt von einer Wespe von einer Biene gestochen wirst, dann nimm

Crabo vespa.

Bei jedem anderen Insektenstich gilt es,

Acidum carbolicum

dabei zu haben. Auch bei den neuerdings so gefürchteten Zecken hat sich Acidum carbolicum bereits sehr hilfreich bewährt.

Zeckenentfernung

Die Zecken sind, wenn man sie richtig entfernt, gar nicht so gefährlich, wie immer behauptet wird. Deshalb erkläre ich dir hier, wie wir bei uns und unseren Hunden vorgehen:

Als erstes ist ganz wichtig: Niemals die Zecke ersticken! Es wird ja oft gesagt, man sollte Öl oder Alleskleber auf die Zecke tun, damit sie erstickt. Aber gerade im Erstickungskampf stößt sie die gefährlichen Krankheitserreger in den Körper. Also: einfach die Zecke mit den Fingern oder (bei noch kleinen Zecken) mit einer Pinzette anfassen und zügig drehen (die Richtung ist egal), bis sie von selber abfällt. Nicht ziehen, sonst kann der Kopf stecken bleiben!

Spezielle Zeckenzangen bekommst du übrigens in der Zoohandlung.

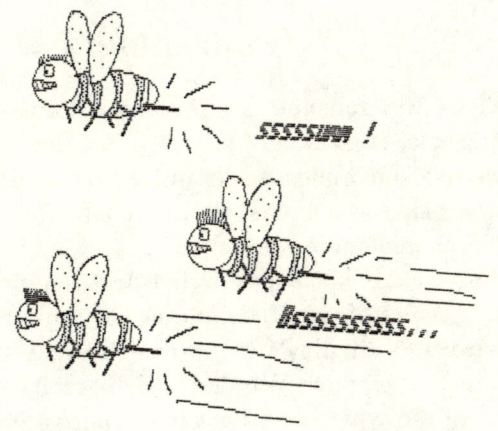

Achtung!

Wenn es trotz der sofortigen Behandlung des Stiches mit der richtigen Arznei zu einer starken Entzündung der Stichwunde kommt, dann gehe zu einem homöopathischen Arzt oder besorge dir in irgendeiner nahen Apotheke

Ledum C200.

Nimm davon dreimal täglich ein Kügelchen, bis die Entzündung und der rote Kranz um den Zeckenbiß deutlich zurückgegangen sind. Diese Methode hat sich bei meiner Mutter in der Praxis sehr bewährt. Die Erfahrung zeigt, daß bei Zeckeninfektionen Ledum der langzeitigen Antibiotikabehandlung *deutlich* überlegen ist.

Kopfschmerz

Viele Erwachsene klagen über Kopfschmerz und Migräne. Aber auch unter den Schülern gibt es nicht wenige, die immer wieder unter Kopfschmerzen leiden, wenn sie unter Belastungen stehen. Wenn auch du zu diesen geplagten Menschen gehörst, dann such' dir bei Zeiten einen homöopathischen Arzt, der dich grundsätzlich, *konstitutionell*, bei dieser Erkrankung behandeln wird und dir die Migräne des Erwachsenen ersparen kann. Aber auch Schüler und Erwachsene, die sonst nicht die typischen Kopfschmerzpatienten sind, haben ab und zu in bestimmten Situationen Kopfschmerzen. Dafür gibt es Arzneien, die helfen können und vermeiden, daß der Kopfschmerz überhand nimmt.

Bei den Erkältungsarzneien hast du schon eine Arznei kennengelernt, die auch beim Erkältungskopfschmerz hilft. Welche Arznei fällt dir ein, wenn das Blut pocht und alles rot ist, du hohes Fieber hast, Halsschmerzen und Husten dich plagen? Genau:

Belladonna

wird dir helfen, die galoppierenden Pferde in deinem Kopf zu bremsen.

Eine andere Arznei, die dir gegen den Erkältungskopfschmerz hilft ist

Bryonia.

Hier klopft es nicht, sondern es sticht im Kopf, bei
jeder Bewegung, auch beim Husten. Beim Husten mußt
du dir die Brust festhalten, so schmerzhaft ist es. Und
natürlich tut bei der Erschütterung durch den Husten
auch der Kopf so weh, daß man ihn festhalten möchte.
Selbst die Bewegung der Augen ruft stechende Schmerzen hervor. Im Bett hingegen ist alles besser. Merke dir:
für die Arznei *Bryonia* ist typisch, daß Ruhe und Wärme bessern.

Denk' an den langen Schultag, wenn du mit Kopfschmerzen nach Hause kommst und wieder das
Dröhnen im Kopf hast. Der Mensch, der bei jedem föh-
nigen Wetter, bei jeder geistigen Anstrengung Kopfschmerzen bekommt, braucht

Gelsemium.

Typisch für den Gelsemium-Kopfschmerz ist das
Verlangen nach Ruhe. Du meidest jede Anstrengung und
möchtest am liebsten schlafen. Plötzlich mußt du dann
viel Urin lassen, und das bessert auch wieder deinen
Kopfschmerz. Der typische Gelsemium-Kopfschmerz
zieht vom Hinterkopf über den Schädel zu den Augen.

Deine Augen sind müde, die Augenlieder hängen herab – man möchte sich Streichhölzer in die Augen stecken.

Wenn du zu viel getan hast und davon Kopfschmerzen bekommst, brauchst du

Nux vomica.

Nux vomica ist für den Kopfschmerz der Schüler, Studenten und Manager, die sich einfach überfordert haben. Sie haben zu viel gearbeitet, zu viel gefeiert, zu wenig geschlafen. Sie haben viel gegessen, auf den Kindergeburtstagen alles durcheinandergegessen – Pommes, Würstchen und soooo viel Coca-Cola! Wenn du dann vielleicht heimlich noch eine Zigarette geraucht hast, am Morgen den Kaffee von Deinem Vater ausgetrunken hast, um frisch zu bleiben und dann in der Schule nach viel Ärger wegen vergessener Hausaufgaben Kopfschmerzen bekommst, dann rettet dich nur noch Nux vomica. Dann wirst du freundlicher sein, in dich gehen und dir versprechen, daß du nie mehr so viele unsinnige Dinge zu dir nimmst und nicht mehr die Nächte mit Video und Fernsehen auf den Kopf haust.

Läuse

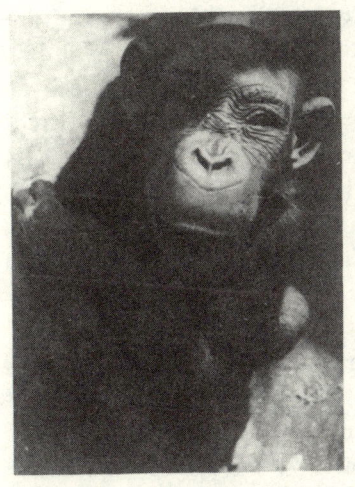

Hast du schon mal Läuse gehabt? Sicher ist das in deiner Klasse schon mal vorgekommen. Für manche Eltern und Lehrer ist das immer eine furchtbar peinliche Angelegenheit, über die sie nicht gerne laut reden. Es hat ja angeblich was mit mangelnder Körperpflege und Hygiene zu tun. Aber selbst Reinlichkeitsfanatiker sind vor einer Stippvisite der lästigen Viecher nicht sicher.

Du selbst hast einen ständigen schrecklichen Juckreiz auf dem Kopf und kommst dir auch etwas aussätzig vor, weil die anderen dich so behandeln. In echt ist es aber so, daß sich irgendein Kind aus deiner Klasse irgendwo die kleinen Biester eingefangen hat und sie mit in die Schule bringt. Dort springen sie dann fröhlich von einem Kopf auf den anderen. Bald ist jeder besiedelt. Besonders oft passiert das im zweiten und dritten Schuljahr.

Ich entsinne mich noch gut, wie hektisch damals bei uns die Klassenlehrer wurden, als der Schreckensruf

»Läuse« ertönte und die Schüler klassenweise zur Untersuchung antreten mußten. Erfreulicherweise blieb meine Mutter ganz ruhig und erzählte mir, daß der Läusebefall auch so eine Art Krankheit ist. Nämlich immer dann, wenn dein Körper in einer schlechten Verfassung ist, oder du seelisch nicht im Gleichgewicht bist, dann können dich leicht Läuse überfallen. Dies ist meistens die Zeit, wenn du 8 oder 9 Jahre alt bist. Du glaubst dann nicht mehr an den Weihnachtsmann, Märchen sind auch nicht mehr ganz das Wahre und du merkst, daß die Wirklichkeit ganz anders aussieht.

Was kannst du tun, um die lästigen »Obermieter« loszuwerden? Du kannst dir natürlich mit schlecht riechendem und wenig umweltfreundlichem Desinfektionspulver (lindanhaltig!) das Haupt bestreuen lassen. Vielleicht überlegst du dir auch, so ein Floh-Halsband wie manche Hunde zu tragen. Ich möchte dir aber ein ganz anderes Rezept vorschlagen: *Sabadilla*-Kügelchen haben unserem Hund bisher immer geholfen, die lästigen Viecher abzuschütteln. Sie helfen auch den Menschen in ihrer Not.

Sind die Läuse in deiner Klasse gerade aufgetaucht und du stehst jetzt in der Gefahr, daß die ungebetenen Gäste auch zu dir kommen, dann nimm einmal täglich ein Kügelchen

Sabadilla D12.

Sabadilla verändert für den Menschen unmerklich die Ausdünstungen des Körpers, so daß die Läuse keine Lust mehr haben, bei dir zu wohnen.

Wenn Du schon Läuse auf dem Kopf hast, mußt Du Sabadilla dreimal täglich nehmen. Um die Nester aus Deinen Haaren zu entfernen, wendest du folgende Prozedur an:

1. Haare zunächst mit verdünnter Natronlauge (z.B. »Kaiser Natron«, ein Tütchen auf einen halben Liter Wasser) waschen. Dadurch wird der Schutzmantel der Läuse und der Nissen (das sind die Läuseeier) zerstört.

2. Danach ausspülen, mit normalem Haarwaschmittel die Haare gründlich durchwaschen und wieder mit viel klarem Wasser nachspülen.

3. Jetzt die Haare nochmals mit einer Essigwasser-lösung spülen, in die du einige Tropfen *Sabadilla D2* hineingegeben hast. (10 Tropfen Sabadilla D2, 30 Tropfen Essig, ½ Liter warmes Wasser)

4. Zum Schluß die Haare mit einem Spezial-Läuse-kamm sorgfältig durchkämmen, Strich für Strich. Denke dran, daß die Nissen mit Vorliebe im Nacken und hinter den Ohren abgelegt werden. Da ist es nämlich schön warm und es zieht nicht so wie mitten auf deinem Kopf.

Als Ergebnis dieser Reinigung merkst du dann, wie dein Haar glänzt und gut riecht. Außerdem vertreibt dieser Geruch die Läuse, die gerade zum Sprung auf deinen Kopf ansetzen wollten. Auch wenn du dann hoffentlich bald keine Läuse und Nissen mehr auf deinem Schädel hast, solltest du die Prozedur in den folgenden Tagen noch einige Male wiederholen und danach noch weiter einige Zeit nach der normalen Haarwäsche mit Sabadilla-Essigwasser spülen.

Achtung: Sabadilla-Kügelchen und Urtinktur sind *nicht* in der Hausapotheke enthalten. Du kannst sie aber direkt in deiner Apotheke kaufen. Dort erhältst Du auch das »Kaiser Natron« und den Läuse-Kamm.

Also, wenn du die Maßnahmen beherzigst und wenn du verstanden hast, was ich am Anfang über die möglichen Ursachen des Läusebefalls gesagt habe, dann brauchst du keine Panik zu kriegen, wenn eines deiner kleinen Geschwister zu einem Läusekind geworden ist. Ihr seid dann noch nicht asozial. Mit der homöopathischen Arznei Sabadilla und der beschriebenen Prozedur hast du die Gelegenheit, sicher und sanft den Läusebefall in den Griff zu bekommen. Und vergiß nicht, daß du auch euren Hund oder eure Katze mit Sabadilla (2-3 täglich ein Kügelchen) vor Ungeziefer schützen kannst.

Menstruationsbeschwerden
(Ein Kapitel nur für Mädchen)

Vorwort

Gerne habe ich Robis Einladung angenommen, die Gestaltung dieses Kapitels zu übernehmen. Denn Robert ist ja ein Junge und hat nicht so viel Ahnung von dem, wovon jetzt die Rede sein soll. Häufig sprechen mich die jungen Mädchen in meiner Praxis darauf an, daß sie mit Robis Buch gut klarkommen, wenn sie damit ihre normalen Wehwehchen behandeln.

Allerdings würden sie doch ein Kapitel gerade über ein nur sie betreffendes Geschehen vermissen.

Hier ist es nun.

Dr. med. Dagmar Radke (Robis Mutter)

Unwohlsein und manchmal sogar heftige Schmerzen sind im Zusammenhang mit der Monatsblutung nicht ganz selten. Aber auch hier können homöopathische

Arzneimittel durchaus nützlich sein, ohne daß du auf herkömmliche Medikamente zurückgreifen mußt. Bevor du jedoch Arzneien nimmst, überlege bitte, ob deine Monatsblutung auch gerade jetzt zu erwarten ist. Übelkeit und vielleicht sogar krampfartige Bauchschmerzen können nämlich auch mit anderen Erkrankungen im Bauchraum (z. B. Blinddarmreizung) einhergehen.

Zur Behandlung der Menstruationsbeschwerden gibt es nun einige gut geeignete homöopathische Arzneien. Sie können dir helfen, diese ungemütlichen Tage mit Elan und Humor zu überstehen. Die Behandlung ist aber nicht nur in der akuten Situation nützlich, sondern sie stabilisiert auch dich und deinen Körper. Du lernst, mit dieser fraulichen Eigenart des menschlichen Körpers gelassen und auf natürliche Weise umzugehen.

Wenn die Unterleibsschmerzen besonders stark *vor* dem Beginn der Regelblutung auftreten, dann nimm

Pulsatilla

zwei- bis dreistündlich als Wasserauflösung, bis die Schmerzen besser werden, du aus deiner weinerlichen Stimmung herauskommst und dann auch schon bald die Blutung eintritt, die bei dir erfahrungsgemäß alles bessert. Solltest du *während* der Menstruation besonders starke Schmerzen haben, dann hilft dir auch wieder

Pulsatilla, insbesondere bei weinerlich-melancholischer Stimmungslage. Typisch ist auch, daß die Blutung tagsüber stärker ist als nachts.

Empfindest du aber *während* der Menstruation einen klopfenden, pochenden Schmerz im Unterleib, bist du dabei rot und hitzig im Gesicht und hast du eine starke, leuchtend rote Blutung mit Klumpen geronnenen Blutes, dann ist

Belladonna

die richtige Arznei. Einnehmen mußt du sie in gleicher Weise wie bei *Pulsatilla* beschrieben.

Bist du während der Regelblutung aber grantig und ärgerlich, möchtest allein sein, neigst du zu Verstopfung und nerven dich die Schmerzen, dann nimm

Nux vomica

gegen die Schmerzen *und* die üble Laune. Deine Familie wird sich anschließend wundern, mit welcher Leichtigkeit du jetzt auf einmal dein Schicksal ertragen kannst.

Kannst du deine Beschwerden mit einer Wärmflasche auf den Bauch und durch Vornüberbeugen lindern, dann erinnere dich an das Kapitel über Bauchschmerzen und den dort beschriebenen Meister Böck!

Erinnerst du dich? Genau:

Colocynthis

wird dir helfen, daß es dir wieder gut geht.

Einige Mädchen leiden nun aber nicht nur unter den (un)erträglichen Bauchschmerzen, sondern sie müssen tatsächlich im Bett bleiben, weil der Kreislauf darnieder liegt und sie beim Aufstehen einer Ohnmacht nahe sind. Wenn du auch zu diesen zarten Geschöpfen gehörst, dann hilft dir am besten

Veratrum,

um wieder auf die Beine zu kommen. Beizeiten eingenommen, kommt es gar nicht erst zu den Ohnmachtsanfällen.

Muskelkater

Wenn meine beiden kleinen Pfadfinderbrüder mit rußgeschwärzten Gesichtern und schweren Rucksäcken von ihren langen Wochenendwanderungen nach Hause kommen, dann stöhnen sie oft über ihren Muskelkater in den Beinen. Wir geben ihnen dann

Arnica,

und bald können sie wieder mit flinken Beinen dem nächsten sportlichen Abenteuer entgegen gehen.

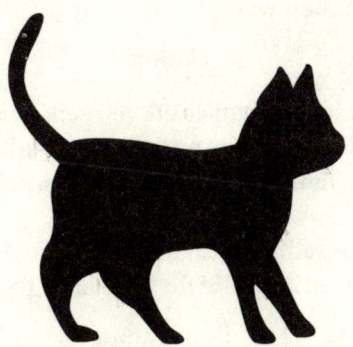

Über 100 Jahre hat sich Arnica als Verletzungsarznei bei Muskelkater bewährt. Interessant ist, daß nach neuesten Untersuchungen beim Muskelkater tatsächlich kleinste Verletzungen in den Muskeln zu finden sind!

Ohrenschmerzen

Die Ohrenschmerzen gehören zu den häufigsten Erkrankungen der Kleinkinder. Im Schulkindalter kommen sie eher selten vor. Wenn ältere Kinder Ohrenschmerzen haben oder sonst irgendwie krank werden, dann muß man immer nach der Ursache fragen, genau wie bei den Erkältungskrankheiten beschrieben (siehe auch dort).

Wenn dir nach kaltem Wind plötzlich die Ohren innen und außen wehtun, so denke an

Aconit.

Das hast du jetzt schon so oft gelesen, daß du weißt: am Anfang einer Erkrankung, die nach kaltem Wind aufgetreten ist, heißt die Arznei immer wieder *Aconit*.

Noch eine sehr wichtige Arznei: Wie heißt die Folgearznei von *Aconit*? Weißt du sie schon? Richtig! Sie heißt

Belladonna.

Sie ist eine sehr häufig angewandte Arznei bei Ohrenschmerzen. Sie wird gegeben, wenn folgende Erscheinungen vorhanden sind: Knallroter Kopf, weite, dunkle Pupillen, feuchte und schweißige Haut, ständig wiederkehrende, pulsierende Schmerzen. Eventuell hast du

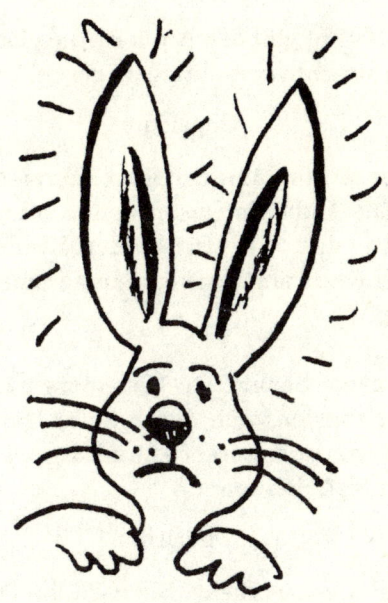

hohes Fieber, das sich bei Ruhe bessert. Lege den Kopf etwas höher. Das tut auch gut.

Wenn die Beschwerden durch feuchtkaltes Wetter entstanden sind, dann gilt es, auch hier wieder sofort

Rhus tox

bereit zu haben, wie sie bei jeder Unterkühlung, nach jedem Naßwerden uns begleitet.

Meine Mutter gibt den Kindern, die plötzlich am Tag starke Ohrenschmerzen kriegen, gerne

Capsicum.

Die Kinder sitzen dann zunächst schreiend im Wartezimmer. Eine Gabe *Capsicum* lindert oft so schnell die Schmerzen, daß die Mütter der Kinder entrüstet fragen, ob denn ein starkes Schmerzmittel gegeben worden sei.

Wenn deine Schmerzen besonders nachts im Bett schlimmer werden, sich durch kalte Umschläge oder durch frische Luft bessern, und du obendrein noch weinerlich bist, dann nimm

Pulsatilla

aus deiner Reiseapotheke. Sie wird die Ohrenschmerzen lindern und deine Tränen trocknen. Pulsatilla wirkt übrigens besonders gut bei schüchternen blonden Mädchen.

Merke:
Belladonna, Capsicum und *Pulsatilla* sind ganz wichtige Arzneien für Ohrenschmerzen. Wenn du über diesen Arzneien die Schmerzen verlierst, dann kannst du die Sorgen um die Ohrentzündung vergessen. Denn wenn eine homöopathische Arznei Schmerzen heilt, dann heilt sie auch die ganze Entzündung.

Reiseübelkeit

Wenn unsere Familie verreist, dann verteilt Mama schon eine halbe Stunde vor der Abfahrt

Cocculus,

weil wir alle, außer Vater, Oli und dem Hund, das Autofahren nicht gut vertragen. Normalerweise wird mir schwindelig, besonders wenn ich müde bin. Seitdem wir mit Cocculus versorgt werden, können wir die Reise und die Landschaft endlich genießen.

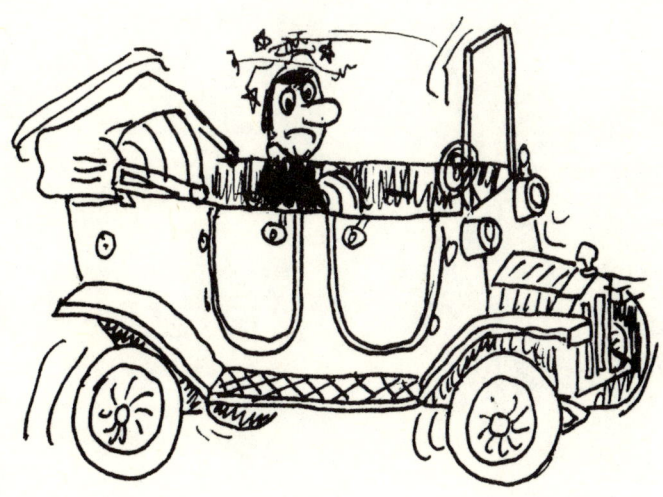

Nimm auch du, falls es dir ähnlich ergeht, bei längeren Autofahrten alle drei Stunden ein Kügelchen, und du wirst die langweiligen Fahrstrecken vielleicht mit Lesen überwinden können.

Im siebenten Schuljahr haben wir mit unserer Klasse von Spiekeroog aus eine Kutterfahrt gemacht. Ein Freund von mir spie entsetzlich über die Reling. Ich gab ihm

Petroleum

sozusagen als behandelnder »Arzt an Bord«, und der sonst nicht seefeste *Florian* wurde bald zum (bärtigen) Seebär.

Schluckauf

Der Schluckauf ...hick... ist eine sehr lästige ...hick... und nervende Angelegenheit. Es gibt Hunderte von Hausrezepten, um ihn zu besiegen. Beispielsweise Luft anhalten oder trocken schlucken oder Nase zuhalten und etwas trinken. Beim Schluckauf entsteht eine Verkrampfung des Zwerchfells, die durch Essen oder Sodbrennen (saures Aufstoßen) entstehen kann.

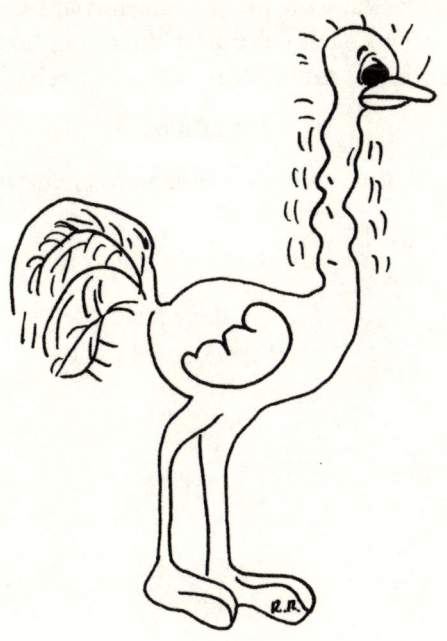

Der Schluckauf ist ja eigentlich etwas eher Lustiges, aber er kann manchmal ganz schön weh tun. Wenn dein Schluckauf sehr krampfhaft ist und du das Verlangen hast, deinen Oberkörper zurückzubeugen, zu strecken, dann setzt

Belladonna

dem ewigen »hick ... hick ... hick ...« ein Ende.

Der Schluckauf tut dir im Bauch und in der Brust weh, so daß du nach jeder Erschütterung laut fluchen möchtest wie ein Teufel. Nun hilft nur noch

Hyoscyamus,

das *Teufelskraut,* wie es im Volksmund genannt wird.

Schnupfen

Im Volksmund heißt es: »Der Schnupfen dauert mit Arzt sieben Tage, ohne Arzt eine Woche«. Das ist sicherlich richtig. Sollte dich der Schnupfen aber sehr stören, oder steht er bei dir immer am Anfang von anderen Erkrankungen wie Mittelohrentzündung, Mandelentzündung oder ständig wiederkehrendem Husten, dann ist es gut, wenn du anfängst, dich zu behandeln, solange es nur ein Schnupfen ist. Meine Mutter sagt immer: »Gerade die Homöopathie ist eine Therapie des Anfangs.« Der

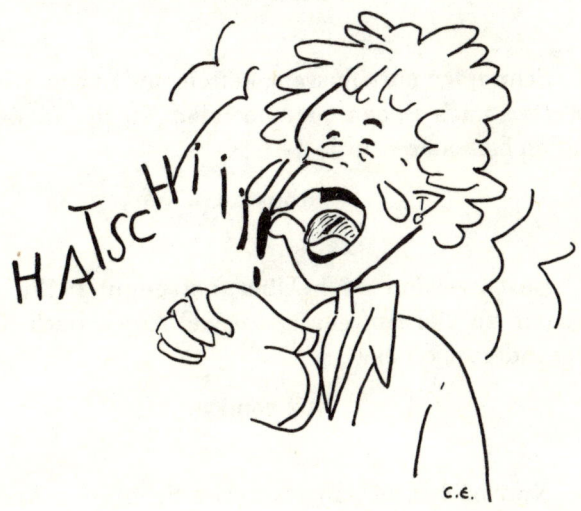

Schnupfen ist ja häufig die Anfangsphase einer Erkältung. So ist es logisch, daß alle Arzneien, die ich im
Kapitel Erkältungen beschrieben habe, auch hier eine
große Rolle spielen. Hier die Arzneien nochmals zur
Erinnerung:

Plötzliche Beschwerden bei eiskaltem Wind:

Aconit.

Die gleichen Beschwerden, als Folgearznei:

Belladonna.

Schnupfen nach nassem, kaltem und ungemütlichem
Wetter, nach Baden oder nachdem du ins Wasser gefallen bist oder »wurdest«:

Rhus tox.

Beschwerden nach Überanstrengung: Zu wenig
Schlaf, zu viel Aufregung, zu viel Ärger, nach Klimaveränderungen usw.:

Nux vomica.

Nun noch drei ganz typische Schnupfen-Arzneien
zusätzlich zu den allgemeinen Erkältungsarzneien.

Deine Arznei erkennst du ganz einfach an der Beschaffenheit deiner Rotze. Nimm

Pulsatilla,

wenn mildes, fast sahniges Sekret aus deiner Nase kommt, wenn deine Augen leicht tränen und du dich auch sonst recht traurig fühlst. Frische Luft bessert diesen Schnupfen.

Hast du mal bei deiner Mutter in der Küche Zwiebeln schneiden müssen? Da tränen dir die Augen, und deine Nase läuft wie ein Wasserfall. Ist dein Schnupfen genau so, dann hilft natürlich und logischerweise

Cepa,

die *Küchenzwiebel*. Erinnerst du dich? *»Similia similibus curentur«* – Ähnliches kann Ähnliches heilen!

Du bist im Winter ein ständig frösteliger Typ. Ein wäßriger Schnupfen mit wundmachendem Sekret plagt seit Wochen deine Nase. Wenn du im Spiegel wegen deiner wunden, roten Nase wie ein Clown aussiehst, dann brauchst du einen Hauch von

Arsen,

wie immer in potenzierter und heilender Form.

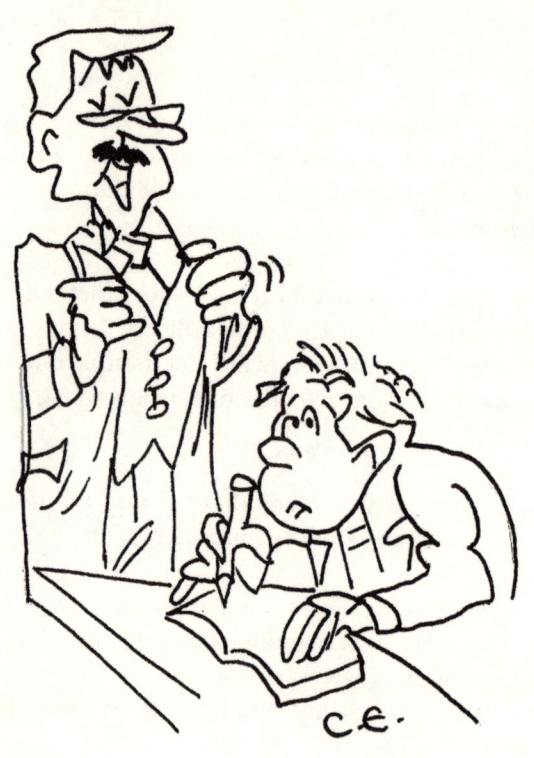

Schulangst

Immer mehr Schüler stehen heutzutage unter zunehmendem Leistungsdruck. Sie haben Angst, schlechte Arbeiten zu schreiben, deshalb von den Mitschülern verspottet und von den Eltern beschimpft zu werden. Das alles steht ungefähr unter dem Motto: »Wer nicht Abitur macht, kann nur noch Straßenfeger werden.« Eigentlich ist es schade, daß die praktischen Berufe so unterbewertet werden, und daß nur das Bücherwissen zählt. Wer nicht das Glück hat, so wie ich auf eine Waldorfschule zu gehen, wo man angstfrei lernen kann, dem können diese Arzneien helfen, seinen »Schulstreß« abzubauen:

Wenn du zu den Menschen gehörst, die am Abend vor einer Klassenarbeit zwar noch üben können, aber am nächsten Morgen schon mit weichen Knien in die Schule gehen, die kurz vor der Arbeit feuchte Hände kriegen und so zittrig werden, daß sie kaum noch fähig sind, den Stift zu halten, dann hilft dir

Gelsemium.

Gehörst du aber zu denen, die schon Tage vorher vor Aufregung und Angst nicht mehr lernen, vor Magenschmerzen nicht essen können und wegen Durchfalls

nicht mehr von der Toilette weg kommen, dann solltest
du auch schon Tage vor der Klassenarbeit eine Gabe

Argentum nitricum D12

immer, wenn Dich die Angst überkommt, einnehmen.

Auch bei den sonst ruhigen Mitschülern sind Reden,
Referate oder Theateraufführungen gefürchtet. Sie
haben Angst, daß ihnen das Wort im Halse stecken
bleiben könnte. Für diese »Panikmomente« im Leben
eines Schülers gibt es

Strophantus D12.

Es erhält seinen Redefluß aufrecht. Eine Gabe kurz vor
der »Stunde der Wahrheit« wirkt Wunder.

Anmerkung:
    Argentum nitricum D12 und *Strophantus D12* sind
nicht in der Reiseapotheke enthalten. Du kannst sie dir
aber leicht in der Apotheke nachkaufen.

Schulmüdigkeit
(Gähn!)

Er ist müde, nervös und etwas gereizt. Leicht ist es, ihn abzulenken und mit ihm herum zu albern. Er sitzt über seiner Arbeit, kaut auf den Lippen und kann sich nicht konzentrieren. Ich selber nehme meistens, bevor ich meine Hausaufgaben mache

Agaricus.

Der Fliegenpilz wird deshalb das »homöopathische Hirnfutter der Studenten« genannt.

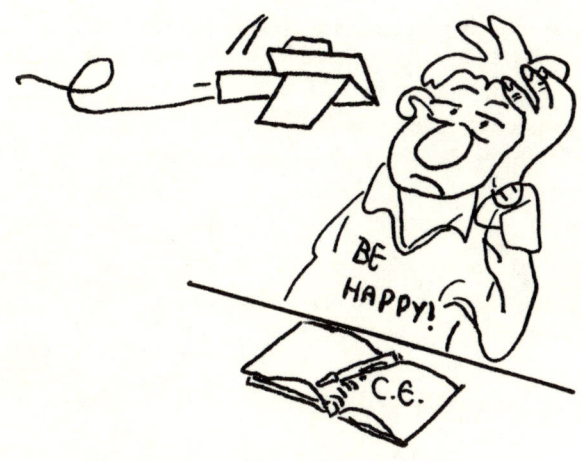

Es gibt aber noch eine Arznei für müde Gehirnzellen:

Phosphorus.

Phosphor, das Licht am Streichholz, Phosphor, das Licht im Gehirn.

Wenn unsere Klasse Mathematik-Epoche hat, dann dauert es meistens ziemlich lange, bis die Mehrheit verstanden hat, wie die Aufgabe nun gerechnet wird. Zuhause sitzen wir dann vor den Aufgaben und zermartern uns das Hirn auf der Suche nach der Lösung. Für diejenigen, deren Schwäche in Mathematik liegt, gibt es eine hilfreiche Arznei:

Luesinum.

Einmal eine Kugel und du wirst fast zum Einstein.

Sonnenbrand

Freust du dich auch schon auf die Sommerferien? Dann
können wir wieder im Freibad schwimmen gehen, Rad-
touren machen, in der Sonne liegen und viele andere
Dinge unternehmen, die uns während der Schulzeit aus
Zeitgründen verwehrt bleiben. Doch wehe, du schmorst
zu lange in der Sonne! Dann ist erstmal Schluß mit
alledem. Bei jeder Bewegung schmerzt und brennt es
auf deiner Haut. So kann ein freundschaftlicher Schlag
zum schmerzhaften Erlebnis werden. Deine homöopathischen Arzneien helfen dir, den schweren Brand auf
deinem Körper zu löschen.

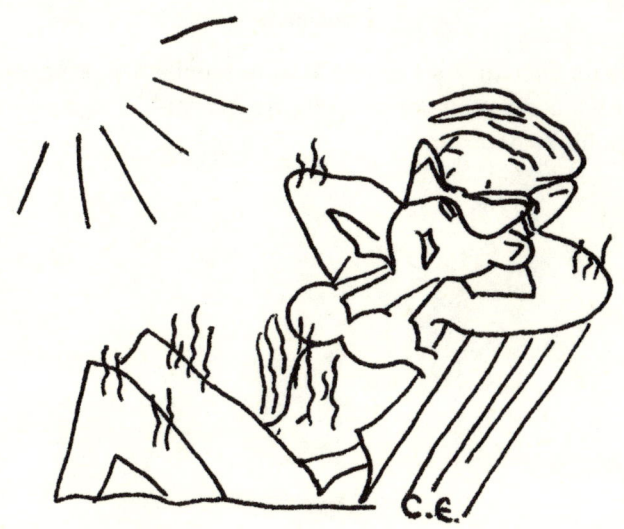

Nach einem langen Sonnentag spürst du abends plötzlich eine krebsrote, pochende, brennende Haut. Du hast das Gefühl, ein Brathähnchen im Grill zu sein. Du suchst trotzdem nach Wärme, weil es dich fröstelt, aber im Bett schmerzt die Berührung mit der Decke. Nur

Belladonna

wird dich vom Schmerz erlösen und deine durch die Sonne entzündete Haut beruhigen.

Ist dein Sonnenbrand schon weiter fortgeschritten, sind auf deiner roten Haut schon Brandbläschen, dann denke an die Verbrennungsarznei

Cantharis.

Ob du dich an einer Herdplatte, mit heißem Wasser oder unter der Sonne verbrennst, die Arznei bleibt dieselbe (siehe *Verbrennungen*).

Sonnenstich

Letztes Jahr waren wir im Sommer zum Wandern in Österreich. Es hatte so gut wie nie geregnet, und es war immer schön warm. Als wir an einem besonders heißen Tag loswanderten, um den Stubnerkogel zu bezwingen, schien uns die Sonne dermaßen auf die Köpfe, daß wir uns alle mit irgend etwas den Kopf bedeckten. Nur *Flori* wollte nicht. Er zog es vor, ohne den lästigen »Kopfschmuck« weiterzuziehen.

Am Abend nach unserer Wanderung war er ganz benommen im Kopf. Bald klagte er schon über Übelkeit und stechende Schmerzen im Kopf. Außerdem bekam er noch Fieber, das rasch anstieg.

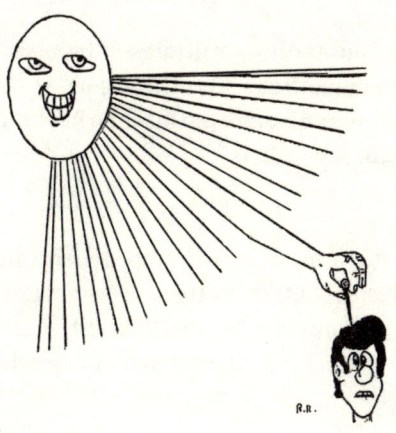

R.R.

Also ein ausgewachsener Sonnenstich, eine Schwellung des Gehirns. Wir behandelten ihn mit

Apis.

Das half, und bald war *Florian* wieder senkrecht.

Du kannst dir für den Sonnenstich als erste Arznei auch

Belladonna

aussuchen. Dann müssen aber folgende typischen Symptome im Vordergrund stehen: Sehr plötzlicher Beginn, knallroter Kopf, weite Pupillen, klopfende Kopfschmerzen, beginnendes Delirium und im Extremfall sogar Wahnvorstellungen.

Sollte trotz Behandlung mit diesen beiden Arzneien aus deiner Reiseapotheke keine Besserung eintreten, dann solltest du einen homöopathischen Arzt aufsuchen. Er wird dir wahrscheinlich

Glonoinum

in einer sehr starken »Verdünnung« geben und dich so von deinem Sonnenstich heilen. *Glonoinum* ist aus Nitroglyzerin gewonnen; aber keine Angst, da es so stark verändert (potenziert) ist, kracht es nicht, sondern wirkt heilend.

Verbrennungen

In einer Silvesternacht wollte ich einen Feuerwerks-körper anzünden. Ich hielt ihn aber verkehrt herum. Ergebnis: Eine schwarze, brennend schmerzende Hand und ein angeschmorter Anorak. Normalerweise hätte es Wochen gedauert, bis meine Hand geheilt wäre. Ich nahm

Cantharis

und badete meine Hand in einer Cantharis-Auflösung. Ich hatte sofort Schmerzerleichterung. Am nächsten Morgen sah meine Hand schon viel besser aus.

Dr. Hering, ein berühmter homöopathischer Arzt, pflegte Skeptiker aufzufordern, sich die Finger zu ver-brennen und darauf zur Heilung in Wasser zu tauchen, dem Cantharis zugesetzt war. So stark war sein Glaube an die Wirkung von Cantharis bei Verbrennungen.

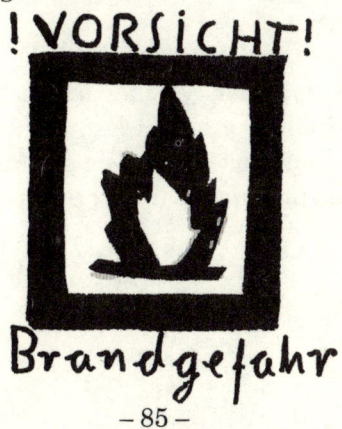

!VORSICHT!

Brandgefahr

Verletzungen

Wenn meine beiden kleineren Brüder zusammen spielen, dann geht es meistens ziemlich wild zu. Beim Skateboard- und auch beim Fahrradfahren (oder beides kombiniert), beim Fangen- oder Indianerspielen passiert es oft, daß sich einer von ihnen weh tut oder verletzt.

Jeder in unserer Familie weiß, was dann zu tun ist: Sofort ein Kügelchen

Arnica!

Fünf Minuten später ist der Indianer (Sportler, Ritter, Rennfahrer usw.) wieder auf den Beinen. *Arnica* ist die Arznei, die jeder Schüler zu Hause, in der Schule oder auf Reisen in der Hosentasche haben sollte. Auch wenn dich nach großen Anstrengungen ein Muskelkater plagt, hilft dir *Arnica*.

Beim Sport, in der Schule oder zu Hause kann es geschehen, daß wir mit dem Fuß umknicken. Das tut ganz schön weh, und wir wagen gar nicht mehr aufzutreten. Nun brauchen wir unsere Verrenkungsarznei

Rhus tox.

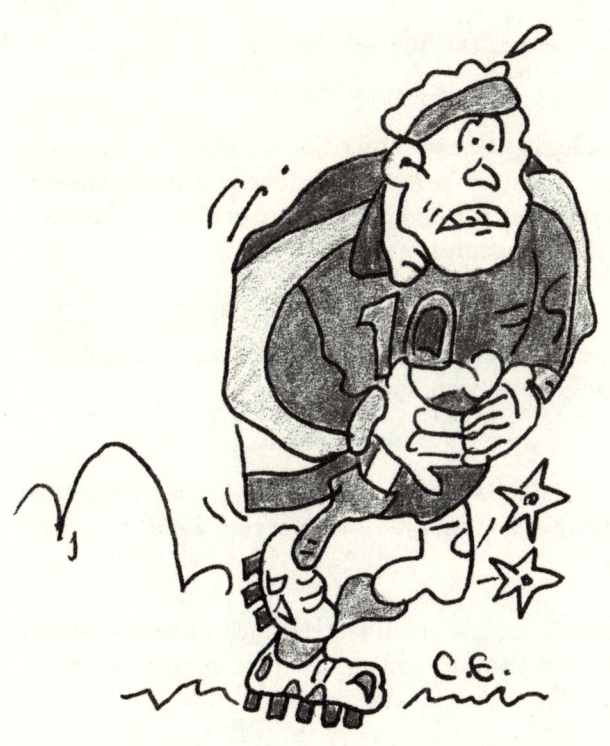

Bei Bänderrissen, auch zur Begleitung nach Opera-
tionen, hilft

Ruta D6,

daß es besser heilt.

Bei Knochenbrüchen nehmen wir

Symphytum D6,

damit alles besser heilt und schneller wieder zusammen-
wächst. Auch bei Verletzungen der Hornhaut können
wir Symphytum segensreich einsetzen (siehe auch
unter *Augenentzündungen*).

Bei verletzten Nerven, z.B. nach dem Zähneziehen
oder der gefürchteten Wurzelbehandlung, und schmerzhaften Stichverletzungen ist

Hypericum D6,

das Johanniskraut, eine großartige Arznei. Es nimmt
den Schmerz und läßt die Nerven wieder gesund
werden.

Wenn Schnittwunden trotz Arnica nicht gut heilen
wollen, eventuell sogar anfangen zu eitern, dann
besorge dir

Staphisagria LM6

und nimm es zweimal täglich. Deine Wunde wird
garantiert gut und schnell verheilen!

Wenn Du bei einer Verletzung unerträgliche Schmerzen haben solltest, dann nimm gleichzeitig

Hypericum D6 und Arnica D6.

Dies ist die einzige Gelegenheit, bei der wir zwei Arzneien in der gleichen Potenz gleichzeitig geben! Nimm von jedem ein Kügelchen und löse sie zusammen in einem Glas Wasser auf und trink davon schluckweise. Es wirkt besser als jedes Schmerzmittel. Diese Mixtur ist das Opium der Homöopathen!

Zur Desinfektion

Von solchen Mitteln wie Mercurochrom oder anderen bunten Tinkturen zur Wunddesinfektion rate ich dir ab. In Mercurochrom ist nämlich Quecksilber enthalten. Quecksilber ist ja auch eine homöopathische Arznei, die aber nur bei schwer eiternden Wunden eingesetzt wird. Wenn Du Mercurochrom benutzt und Du empfindlich darauf bist, kann es sein, daß eine Eiterung dadurch überhaupt erst ausgelöst wird. Auf jeden Fall wirkt aber Arnica nicht mehr!

Probier' lieber folgendes: Nimm einfach eine Schüssel mit handwarmem Salzwasser und wasch damit die Wunde aus. Eventuell kannst du sie noch mit Arnica-Alkohol behandeln. Das ist medizinischer Alkohol mit etwas Arnica D2. Damit tränkst Du einen Tupfer und säuberst gründlich die Wunde.

Achtung:

Ruta D6, Symphytum D6, Hypericum D6 und auch *Staphisagria LM6* sind nicht in der Reiseapotheke enthalten!

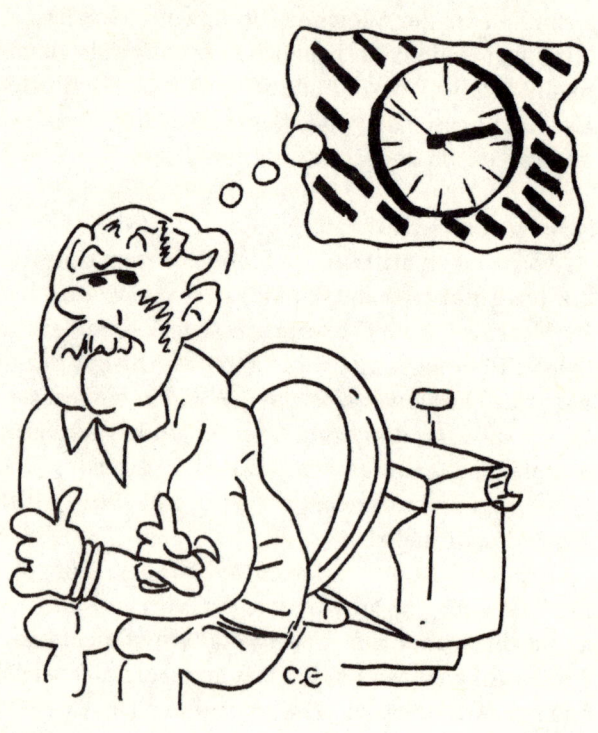

Verstopfung

Es gibt Menschen, die schon ihr ganzes Leben lang unter Verstopfung leiden. Diesen Menschen kann man nur mit einer gründlichen konstitutionellen Behandlung helfen. Hier möchte ich deshalb nur von der akuten Verstopfung berichten, die auch junge Menschen hin und wieder erleben müssen.

Kennst du die unangenehme Situation, wenn du auf Reisen bist oder im Zeltlager lebst, deine gemütliche Toilette zuhause entbehren mußt, du vielleicht noch viel ungewohntes Essen zu dir genommen hast und plötzlich »nichts mehr geht«? Eine peinliche Situation! Ständig der Drang im Darm, den du nicht los wirst! Immer wieder suchst du das stille Örtchen auf und hast keinen Erfolg! Es drückt und kneift überall im Bauch. Das macht auch mürrisch und ärgerlich.

In einer derartigen Situation hilft meistens

Nux vomica,

alle drei Stunden eingenommen. Endlich kannst du dich entleeren und dein Laune ist auf einmal wieder gut!

Sollte Nux vomica einmal nicht zum Erfolg führen und ist deine Verstopfung vielleicht noch mit einer plötzlichen Erkältung aufgetreten, dann nimm

Bryonia

dreistündlich ein und sei zuversichtlich! Du wirst auf deinem stillen Örtchen bald einen Bombenerfolg haben...

Zahnschmerzen

Mein Bruder *Oliver* war vor einiger Zeit mit unserer lieben Oma auf einer Schiffsreise nach Norwegen zum Nordkap.

Das Schiff war auf hoher See, es war stürmisch, und es war eiskalt auf Deck. Das konnte aber *Oliver* nicht davon zurückhalten, dort herumzulaufen, um alles zu begutachten. Mittags beim Essen hatte er plötzlich ganz starke Zahnschmerzen. Er ging in seine Kabine und legte sich ins warme Bett. Dort entwickelten sich die Schmerzen stürmisch weiter. Er begann zu frieren und bekam Angst, ob das auf hoher See alles gut ging. Zum Glück entpuppte sich ein Mitreisender als Zahnarzt, aber er konnte auch nicht viel helfen. Schmerzmittel wollte Oli nicht nehmen, und eine Zahnarztpraxis konnte nicht so schnell erreicht werden. So versuchte er in seiner Verzweiflung, über Funktelefon Muttern in Deutschland zu erreichen. Endlich floß Rat und Trost über den Äther. Er hatte ja seine Taschenapotheke bei sich. Der Verlauf seiner »Krankengeschichte« war eindeutig. Meine Mutter konnte ihm mit großer Wahrscheinlichkeit *Aconit* als heilende Arznei voraussagen. Die Schiffsreise war damit gerettet. Später, zuhause, mußte der Zahn leider trotzdem gezogen werden.

Auch du kannst dir mit den folgenden drei Arzneien aus deiner Taschenapotheke bei akuten Zahnschmerzen erst einmal helfen, bevor du dich den Marterinstrumenten eines Zahnarztes unterwirfst.

Wenn es dir ergeht wie meinem Bruder auf seiner Schiffsreise: Beschwerden nach kaltem, stürmischem Wind, plötzlicher Schmerz, leichte »Panikstimmung«, dann nimm auch du getrost

Aconit.

Hast du aber schon eine dicke Backe, ein knallrotes, geschwollenes Zahnfleisch und pochende Schmerzen, möchtest du deinen Kopf hochlegen, und lindert ein kühler Lappen auf der Backe deine Schmerzen, so ist die Entzündung schon in ein weiteres Stadium fortgeschritten. Jetzt brauchst du

Belladonna.

Da gibt es noch eine dritte Arznei:

Chamomilla.

Ich habe sie schon in dem Kapitel *Die Herstellung der Arznei*« beschrieben. Der Schmerz ist so zermürbend, daß du nicht weißt, was du tun sollst. Du läufst auf und ab, immer in Bewegung. Sobald du dich hinsetzt, wird es schlimmer. Du wirst fast verrückt vor Schmerzen. In einer solchen bedauernswerten Situation wirkt

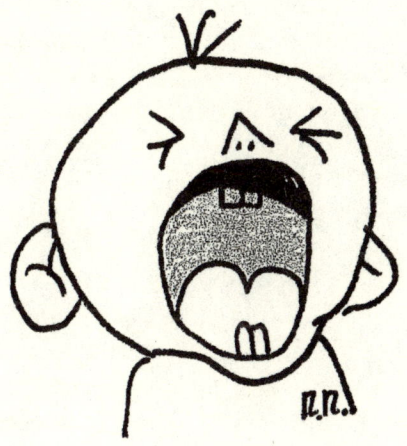

Chamomilla Wunder, für das zahnende Baby sowie für die zahnkranke Großmutter. Denn früher, als die zahnärztliche Versorgung noch nicht so gut war, war es üblich, daß sich die alten Damen bei Zahnschmerzen etwas Kamille in ihre hohlen Zähne legten.

Wenn unterwegs mit einer dieser Arzneien deine Schmerzen besser werden, dann hat die Zahnsanierung bis zum Ende deiner Reise Zeit.

Für eigene Notizen:

Die Konstitution

Mitschüler
und ihre
entsprechende Arznei

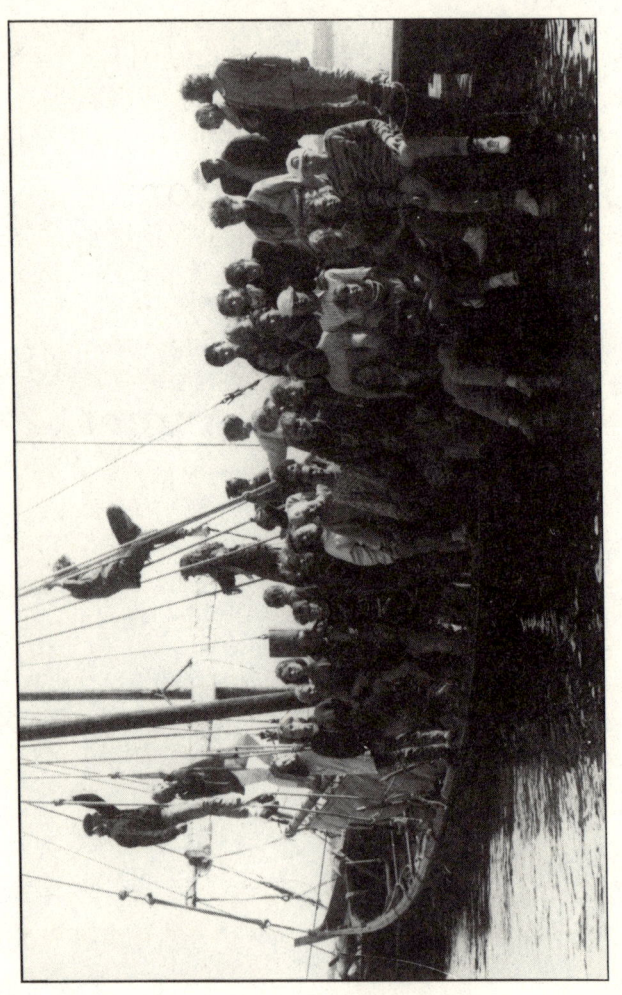

Meine Klasse 1988/89

Die Konstitution

Jeder Mensch ist durch seine Geburt, seine Umwelt, sein Schicksal geformt. Mit der Konstitutions-Arznei versucht der homöopathische Arzt diesen besonderen Menschen in dem, wie er ist, zu stabilisieren, zu harmonisieren, um damit zu verhindern, daß er entgleist, das heißt, krank wird. So wird ein Mensch, der *Phosphor* braucht, nicht verändert, sondern es wird ihm mit seiner Arznei geholfen, das »Zuviel« oder »Zuwenig« in seinem Verhalten oder in seinen Krankheiten wieder in Ordnung zu bringen.

Arsen

Im Gegensatz zu dem genial unordentlichen *Sulfur*-Klassenkameraden ist die Arsen-Schülerin sehr ordentlich, gepflegt und ästhetisch. Sie würde nie mit stinkenden Socken in die Schule gehen. Mit ihren immer frisch gewaschenen, dunklen Haaren, ihrer makellosen Kleidung sieht sie stets adrett und ordentlich aus, wie aus dem Ei gepellt. Sie ist sehr fröstelig und möchte am liebsten auf der Heizung sitzen. Besonders im Winter läuft sie oft mit einer entzündeten roten Nase herum. Den Sommer liebt sie, da Sonne und Wärme ihrem zarten Körper und ihrer Seele gut tun. Sie ist nämlich ein sehr ängstliches Wesen. Die Dunkelheit des

Winters ist ihr unheimlich. Dunkle Straßen meidet sie. Sei nett zu ihr und erzähle ihr keine Schauergeschichten! Sonst schläft sie nachts nicht.

Calcium Carbonicum

Im Gegensatz zu dem lustigen Phosphor-Menschen ist der *Calcium carbonicum*-Klassenkamerad ein dicklicher, phlegmatischer und gutmütiger Mensch. Er meidet jede Anstrengung. Bei der kleinsten Belastung schwitzt er wie ein Bär. Er hat Berge von Butterbroten in seiner Schultasche, die meisten sind mit Rührei belegt. Eier ißt er für sein Leben gern. Er kommt zu spät zum Unterricht, weil seine »Sitzungen« zu lange dauern. Er leidet unter Verstopfung und trödelt gerne. Wenn man sich über diesen etwas hilflosen, aber freundlichen Menschen, der eigentlich sehr liebebedürftig ist, lustig macht oder ihm unrecht tut, kann er in seinem überschießenden Zorn sogar dem Lehrer den Kopf in den Bauch rammen. Typisch für ihn ist das angeborene Ekzem, die Neigung zu Bronchitis und zur Fettsucht.

Ignatia

Unser überempfindlicher, schnell beleidigter Klassenkamerad, der in der Schule gut sein und dem Lehrer gefallen möchte, ist im Grunde unsicher und leidet unter Minderwertigkeitskomplexen. Punkt acht Uhr öffnet sich die Klassentür, ein zarter und ein bißchen nervöser Junge kommt herein. Er setzt sich schnell an seinen Platz und überprüft nochmals seine sorgfältig gemachten Hausaufgaben. Geht ihm trotz seiner gewissenhaften Arbeit mal etwas schief, oder weiß er mal keine Antwort auf die Fragen des Lehrers, dann macht er sich Vorwürfe, sich nicht genügend vorbereitet zu haben. Beim geringsten Anlaß fühlt er sich verletzt und gerät außer Fassung. Er kämpft mit seinen widersprüchlichen Gefühlen. Seiner Wut, seinem Zorn über sich und andere folgt meist ein stiller Kummer. Er steht allein in einer Ecke des Schulhofes und pflegt sein Leid. Er will keinen Trost und versucht, selbst damit fertig zu werden, was ihm aber schwer fällt. Wenn er gut gelaunt ist, macht es Spaß, mit ihm zusammen zu sein. Trotzdem weißt du nie im Voraus, ob er nicht rasch wieder beleidigt oder traurig ist, denn einen wirklichen Grund dafür erkennst du offenbar nicht.

Lachesis

Mein großer Lachesis-Bruder *Oli*, der mit den dunklen Haaren und den neugierigen schwarzen Augen, hat mindestens 100 Leberflecke. Er leidet manchmal sehr unter mir und meinen kleinen Brüdern. Schon als Kind war er auf mich, als Neugeborenem, sehr eifersüchtig, weil er Mama jetzt mit mir teilen mußte. Ständig war er erkältet und schlug sich außerdem noch mit seinem Heuschnupfen herum.

In der Schule war er Klassenbester, fast schon Streber. Er hilft mir öfters bei meinen Hausaufgaben, und ich muß sagen: So schnell könnte ich das ohne ihn nicht begreifen. Seine Freizeit verbringt er als Computerfreak mit komplizierten mathematischen Aufgaben und mit ulkigen Bildschirmzeichnungen.

Natrium Muriaticum
(Kochsalz)

Der Mitschüler, der das Salz braucht, ist ein sehr stiller Typ, ein Einzelgänger. Er gehört oft zu den Kleinsten in der Klasse und wird, weil er so in sich gekehrt ist, häufig gehänselt und geärgert.

Wenn ihm von Lehrern oder Schülern Unrecht geschieht, so ist er sehr nachtragend und schwer zu trösten. Hat man ihn aber zum Freund, dann ist er ein guter, feinfühliger und treuer Kumpel. Statt Süßigkeiten findet man in seiner Schultasche Salzstangen oder Crakker. In der Schulmensa freut er sich auf salzige Suppen.

Phosphor

Mir hilft meine Arznei *Phosphor* dahingehend, daß ich nicht so zappelig bin, besser schlafe und mich besser auf meine Hausaufgaben konzentrieren kann. Obendrein leide ich nicht mehr so unter meiner Erkältlichkeit und Sehschwäche. Im anderen Extrem, nämlich dem »Zuwenig«, hilft *Phosphor* erschöpften, zarten Kindern, wieder mehr Selbstvertrauen und mehr Kraft zu bekommen. Ihre typischen Krankheiten, wie Ohrenentzündung und Nasenbluten, werden günstig beeinflußt.

Der Phosphor-Mensch neigt dazu, die ernsthaften Dinge des Lebens zu vernachlässigen. In der Schule erkennt man ihn als den Zappelphilipp, der als Klassenclown immer wieder den Unterricht auflockert. Obendrein ist er furchtbar kitzelig. Beim Sport gehört er zu den Besten. Er ist gelenkig, aber lang und dünn. Wenn man ihm Unrecht tut, dann ist er sehr empfindlich und verletzt. Er verliebt sich schnell und leidet fast ständig unter Liebeskummer. Der Phosphor-Schüler hat Wurst auf seinem Schulbrot und trinkt am liebsten schon morgens die Milch eiskalt aus dem Kühlschrank.

Viele dieser Menschen sind große Künstler geworden. In dem Film »Amadeus« wurde Mozart als ein typischer Phosphor-Mensch dargestellt: Rothaarig, fröhlich, mit überschießender Albernheit in der Gesellschaft, auf der anderen Seite sehr empfindlich, verletzlich. Es überkommt ihn nächtliche Schaffenskraft, die durch

Aufputschmittel wie Tabak oder Alkohol aufrechterhalten wird.

Pulsatilla

Da gibt es noch das zarte, blasse Mädchen mit hellen Haaren. Einmal ist sie fröhlich, dann wieder tottraurig. Ihre Stimmung wechselt ständig. Sie glaubt, alles falsch zu machen und bricht beim kleinsten Mißgeschick in Tränen aus. Fällt die Aufmerksamkeit der Klassenkameraden auf sie, wird sie gleich knallrot. Sie mag nicht im Mittelpunkt der Klasse stehen und sucht deshalb Schutz bei ihrer Freundin. Ihre Anhänglichkeit und ihre Angst vor dem Alleinsein machen sie so beeinflußbar, daß sie alles tut, um ihre »SchutzFreundschaft« zu erhalten. Auf Klassenfahrten hat sie so schlimmes Heimweh nach ihrer Mutter, daß man sie am liebsten trösten und in den Arm nehmen möchte. Versuche es mal, sie nimmt deinen Trost sicher gerne an.

Sulfur

Unser Mitschüler, der diese Arznei braucht, kommt morgens in die Klasse, dreht als erstes die Heizung ab und reißt das Fenster auf. Ihm ist immer zu warm. Wenn sein Schulbank-Nachbar Pech hat, dann zieht er sich vielleicht auch noch die Schuhe aus. Seine heißen Füße aber stinken entsetzlich. Seine Haut erscheint unrein. Er kratzt sich überall, und am liebsten bohrt er in der Nase. Ist er schon in der Pubertät, dann hat er auffallend viele Pickel, die er liebevoll ausdrückt. Er schafft es leider nicht, seine fettigen Haare jeden Tag zu waschen.

Überhaupt ist er mit seinem Äußeren ziemlich nachlässig. Auf Klassenfahrten fällt er uns durch seine Unordnung erheblich auf die Nerven. Nachts können wir ihm nicht mal einen Streich spielen, denn er hat einen so leichten Schlaf, daß er alles wie ein Luchs bemerkt. Sein Frühstücksei gibt er dem Calcium-Mitschüler, der gleich dreie auf einmal verschlingen kann. Er kann ein interessanter, lustiger Schelm und Witzeerzähler sein, bringt aber recht gute, notfalls auch ernsthafte Schulleistungen zustande.

Literatur

D. Berndt

  Gelebte Homöopathie – Kasuistiken,
  Arzneimittelbilder, Standpunkte
  Zusammengestellt und herausgegeben
  von Dr. med. Dagmar Radke
  Barthel & Barthel Verlag, Berg 1990.

D. Berndt

  Hahnemann, Begründer der Homöopathie
  Göttinger Tageblatt.

D. Berndt

  Über die Notwendigkeit der Homöopathie für
  das Heildenken
  Burgdorf Verlag, Göttingen 1979.

D.M. Borland

  Kindertypen. Arkane-Verlag, Heidelberg 1986.

Th. Dethlefsen

  Vortragsreihe Homöopathie.

H. Gaebler

  Der andere Weg - gesund durch Homöopathie
  Deutsche Homöopathie Union (DHU),
  Karlsruhe o.J.

DHU

Lebendige Homöopathie
Broschüre o.J.

N. Enders

Hausapotheke für den homöopathischen
Patienten. Haug-Verlag, Heidelberg 1986.

M. Dorcsi

Homöopathie heute
Rowolth Taschenbuchverlag, Hamburg 1990

H. Fritsche

Hahnemann
Die Idee der Homöopathie
Suhrkamp-Verlag, Berlin 1954

R. Hochleitner

Mineralienkompaß
Gräfe und Unzer, o. J.

H. Imhäuser

Homöopathie in der Kinderheilkunde
Haug-Verlag, Heidelberg 1982

J. Mezger

Gesichtete homöopathische Arzneimittellehre
Haug-Verlag, Heidelberg 1981

E. B. Nash
Leitsymptome in der
homöopathischen Therapie
Haug-Verlag, Heidelberg 1982

D. Radke
Vortrag »Homöopathie in der Zahnheilkunde«
Göttingen 1987

G. Risch
Der sanfte Weg
Samsara-Verlag, Füssen im Allgäu o. J.

F. Vermeulen
Kindertypen in der Homöopathie
Sonntag-Verlag, Regensburg 1988

A. Voegeli
Die korrekte homöopathische Behandlung in der
täglichen Praxis
Haug-Verlag, Heidelberg 1958

Anhang

Homöopathische
Haus- und Reiseapotheke
nach Dr. med. Dagmar Radke

Die vorliegende Zusammenstellung homöopathischer Arzneimittel hat sich seit Jahren als Haus- und Reiseapotheke bewährt.

Im allgemeinen wird das homöopathische Arzneimittel in folgender Weise angewandt: Ein Kügelchen sofort, danach ein Kügelchen in einem Glas Wasser auflösen, und von der Auflösung nur einen Schluck alle drei bis vier Stunden einnehmen. Bei eintretender Besserung wird der zeitliche Abstand verlängert.

Ausnahme:

Von Aconit C30 wird nur einmal ein Kügelchen genommen.

Anmerkung:

Einige der in diesem Buch beschriebenen Arzneien sind nicht in der Reiseapotheke enthalten. Sie können aber leicht in einer Apotheke nachgekauft werden.

1. Acidum carbolicum D6
2. Aconit C30
3. Aloe D6
4. Apis D6
5. Arnica D6
6. Belladonna D12
7. Bryonia D12
8. Cactus D6
9. Cantharis D6
10. Capsicum D12
11. Carbo vegetabilis LM6
12. Causticum D12
13. Cepa D12
14. Chamomilla D12
15. Cocculus D12
16. Colocynthis D6
17. Crabo vespa D6
18. Cuprum arsenicosum C30
19. Ferrum phosphoricum D12
20. Gelsemium D12
21. Ignatia LM6
22. Ipecac D12
23. Myristica sebifera D6
24. Nux vomica D6
25. Podophyllum D6
26. Petroleum D6
27. Pulsatilla D12
28. Rhus tox D12

Mir sind bisher die folgenden beiden Apotheken bekannt, bei denen diese Reiseapotheke direkt gekauft oder bestellt werden kann:

Apotheke am Theater,
    Theaterstraße 17b, 37073 Göttingen

Apotheke »Zum Goldenen Engel«,
    Tändlergasse 22-24, 93047 Regensburg

Wahrscheinlich ist das aber auch in jeder anderen Apotheke möglich.

Hinweis:

Herstellung und Vertrieb dieses Buches geschehen durch das *Dietrich-Berndt-Institut zur Förderung der Homöopathie*. Im Sinne seines Namensgebers hat es sich das Institut zur Aufgabe gemacht, die Homöopathie weiteren Bevölkerungskreisen nahezubringen.

Für diese Zielsetzung ist Roberts Buch recht gut geeignet. Für Schüler, aber auch für Eltern kann es ein hilfreicher Wegweiser sein.

Weitere Exemplare des Buches können im Buchhandel oder mit der beigehefteten Postkarte direkt beim Institut bestellt werden.

Dietrich-Berndt-Institut
Herzberger Landstraße 110
37085 Göttingen

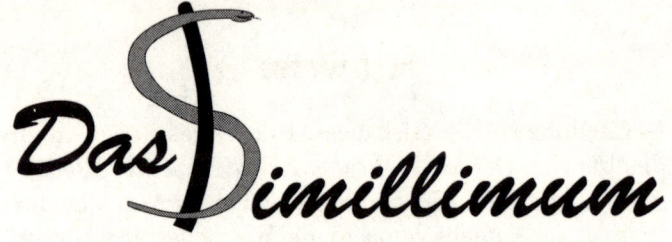

Das Simillimum

Das Simillimum ist das Mitteilungsheft des Dietrich Berndt-Institutes. Es bietet Ihnen

- praxisbezogene und kurzweilige Artikel über die verschiedensten Aspekte der Homöopathie,

- für Sie gesammelte Meldungen und Informationen rund um die Homöopathie,

- Neuigkeiten und Veranstaltungsankündigungen aus dem Programm des Instituts,

- einen Terminkalender mit den Terminen für die nächsten Homöopathie-Seminare

- und, und, und...

Wenn Sie sich das Simillimum ansehen oder es regelmäßig geschickt bekommen möchten, schicken Sie uns einfach Ihre Adresse!

PS.: Wir freuen uns über jede Werbeanzeige die uns hilft, den Druck und den Versand unseres Simillimums zu finanzieren!

Ich bestelle hiermit beim Dietrich Berndt-Institut

___ Exemplare

Robert Radke
Homöopathie für Schüler
128 Seiten; gebunden

zum Stückpreis von DM 27,–
(zzgl. Porto und Verpackung).

❐ Ich möchte gerne regelmäßig über die Aktivitäten
des Instituts informiert werden. Bitte senden Sie
mir bis auf Widerruf kostenlos

___ Exemplare des Simillimums zu.

_____

Datum, Unterschrift

Absender umseitig nicht vergessen!

Postkarte

An das

Dietrich Berndt-Institut

Herzberger Landstraße 110

37085 Göttingen

Absender:

Name

Straße

PLZ, Ort